Plantas medicinais na Reserva Extrativista Chico Mendes

LIN CHAU MING

PLANTAS MEDICINAIS NA RESERVA EXTRATIVISTA CHICO MENDES

UMA VISÃO ETNOBOTÂNICA

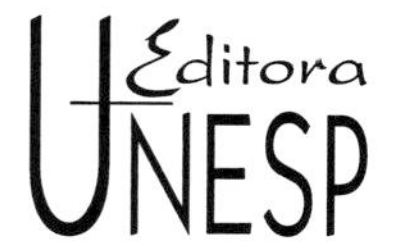

Direitos de publicação reservados à:
Fundação Editora da UNESP (FEU)

Praça da Sé, 108
01001-900 – São Paulo – SP
Tel.: (0xx11) 3242-7171
Fax: (0xx11) 3242-7172
www.editoraunesp.com.br
www.livrariaunesp.com.br
feu@editora.unesp.br

CIP – Brasil. Catalogação na fonte
Sindicato Nacional dos Editores de Livros, RJ

M648p

Ming, Lin Chau
Plantas medicinais na Reserva Extrativista Chico Mendes (Acre): uma visão etnobotânica / Lin Chau Ming. – São Paulo: Editora UNESP, 2006

Apêndices
Inclui bibliografia
ISBN 85-7139-715-5

1. Reserva Extrativista Chico Mendes (Acre). 2. Etnobotânica - Reserva Extrativista Chico Mendes (Acre). 2. Plantas medicinais - Reserva Extrativista Chico Mendes (Acre). 3. Matéria médica vegetal - Reserva Extrativista Chico Mendes (Acre). I. Título.

06-3957. CDD 581.63098112
CDU 633.88(811.2)

Este livro é publicado pelo projeto *Edição de Textos de Docentes e Pós-Graduados da UNESP* – Pró-Reitoria de Pós-Graduação da UNESP (PROPG) / Fundação Editora da UNESP (FEU)

Editora afiliada:

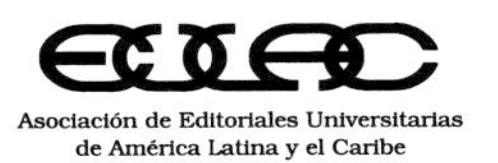

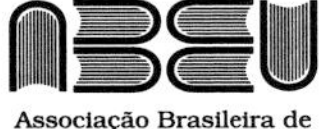

À comunidade dos seringueiros
da Reserva Extrativista Chico Mendes,
pelo espírito de luta em defesa
de seus direitos e da floresta.
Ofereço.

Aos meus filhos, Rodrigo e Leonardo
e à minha esposa, Margarete,
pelo longo tempo de ausência durante
o período deste trabalho.
Dedico.

Agradecimentos

Agradeço às seguintes entidades e pessoas cujo apoio foi fundamental para a realização deste trabalho:

– ao Parque Zoobotânico da Universidade Federal do Acre (PZ-Ufac), pelo apoio infraestrutural e logístico em todas as viagens a Rio Branco, Xapuri, Brasileia e à Reserva Extrativista Chico Mendes;
– ao Jardim Botânico de Nova Iorque (NYBG), pelo apoio financeiro às viagens ao Acre e pela possibilidade do estágio técnico em sua sede nos Estados Unidos para identificação das espécies coletadas, pelo acesso ao referencial bibliográfico e pelos pesquisadores;
– à Fundação Tecnológica do Acre (Funtac), pelo acesso a seu herbário e pelo apoio técnico;
– ao Conselho Nacional dos Seringueiros (CNS), pela firme disposição em defender os legítimos interesses dos seringueiros e luta pela manutenção das Reservas Extrativistas;
– ao Centro de Trabalhadores da Amazônia (CTA), pelo apoio técnico e logístico nas viagens à Reserva;
– à Universidade Estadual Paulista Júlio de Mesquita Filho (Unesp), pela liberação das atividades de campo;

– ao Instituto Nacional de Pesquisas da Amazônia (Inpa), pelo acesso ao herbário e pelo apoio técnico;
– à Rainforest Alliance pelo apoio financeiro para a viabilização do manual de uso popular das plantas medicinais da Reserva Chico Mendes;
– à Cooperativa Agroextrativista de Xapuri, pelo apoio logístico e pelo transporte de carga técnica dentro dos seringais;
– ao professor Ayrton Amaral Júnior, meu orientador, pelo incentivo, pelo apoio e pela crítica ao trabalho;
– à professora. Nívia Maria, do PZ-Ufac, pela garra que transmite a todos ao seu redor;
– ao professor Marcos Silveira, do PZ-Ufac, pela amizade e pelo companheirismo demonstrados nesse período;
– ao doutor Douglas Daly, do Jardim Botânico de Nova Iorque, por acreditar nos pesquisadores brasileiros;
– à doutora Rachel Trajber, pelo dinamismo e pela intensidade de trabalho jamais vistos;
– à professora doutora Elaine Elisabetsky, da Universidade Federal do Rio Grande do Sul (UFRGS), por me fazer gostar cada vez mais da Amazônia e pela articulação e pelo prestígio internacional conquistados com méritos;
– à engenheira-florestal Élida Borges, hoje na Universidade Federal do Mato Grosso, pelo apoio e incentivo no início dos trabalhos e depois pela retaguarda nas atividades seguintes no Acre;
– à bióloga Lucimar Ferreira, da Funtac, que, apesar das diferenças de gênio, me aguentou nas duas primeiras viagens;
– ao professor Luiz Menezes, do PZ-Ufac, pelas discussões críticas do trabalho;
– ao doutor Foster Brown, da Universidade Federal Fluminense, pelas informações geológicas e mapas fornecidos;
– à professora Andréa Alechandre, da Ufac, pelo "espírito mateiro" demonstrado e habilidade no relacionamento com a comunidade seringueira;

– aos doutores Michel Nee, John Miquel, Brian Boom, Antony Henderson, do NYBG, pelas identificações botânicas complementares;
– a Miguel Alexiades e Cláudio Ribeiro, doutorandos do NYBG, na época, pelas discussões acerca da etnobotânica;
– aos senhores Írio, Reinaldo, Charles, Leonildo, Raimundo, da PZ-Ufac e da Funtac, pela vivência e pelo apoio nos trabalhos de coleta;
– à senhora Maria Inês Andrade e Cruz, bibliotecária da Faculdade de Ciências Agronômicas da Unesp, câmpus de Botucatu, pela revisão das referências bibliográficas.
– à senhorita Rosemeire Pessoa de Almeida e à senhora. Fatima Maria Chavari de Arruda, ambas do Departamento de Horticultura da Faculdade de Ciências Agronômicas da Unesp pela paciência e pelo apoio na digitação deste trabalho.

Gostaria ainda de expressar minha gratidão aos seringueiros e às suas famílias que, além de servirem de guia nas intrincadas varações na Reserva, foram companheiros de vida durante o período em que lá fiquei:
– Francisco de Almeida Melo, Colocação Santa Maria, Seringal Porongaba;
– José Maria de Aquino ("Bóca"), Colocação Já Começa, Seringal Dois Irmãos;
– Abdon Barros de Lima, Colocação Monte Verde, Seringal Palmari;
– Renato Ferreira Ribeiro ("Caneco"), Colocação Rio Branco, Seringal Floresta;
– Francisco Barbosa de Aquino, Colocação Luiz Brilhante, Seringal Boa Vista;
– Virgílio Padilha dos Santos ("Coelho"), Colocação Nova Olinda, Seringal Independência;
– Paulo Gaudêncio, Colocação Semitumba, Seringal Sibéria;
– Raimundo Souza dos Santos, Colocação São Francisco, Seringal Porvir Novo.

Sumário

Introdução

A flora do estado do Acre apresenta uma diversidade muito grande, maior do que em outras áreas da Amazônia Ocidental (Imac, 1991). Esse patrimônio genético vegetal corre grande risco de ser perdido, pois apesar de situar-se numa região ainda pouco ocupada por atividades agrícolas, o estado vem recebendo crescente contingente de pessoas nos últimos anos e, como consequência, o risco de devastação das florestas é real e deve ser considerado. Dados comprovam que nos últimos anos, o índice de alteração da cobertura vegetal tem sido em torno de 5% ao ano (Ufac, 1990), o que permite prever um futuro sombrio a esse respeito, a exemplo da recente colonização do estado de Rondônia.

Dada a complexa biodiversidade da região, existe um grande número de plantas que são utilizadas pelas populações, particularmente a de seringueiros, para o tratamento de diversas enfermidades, tanto em seres humanos quanto em animais domésticos. Segundo Elisabetsky & Setzer (1987), a coleta de informações dessas populações também é fundamental para resgatar aspectos culturais, muitas vezes específicos de cada local e importantes para o uso coerente das plantas.

Um levantamento etnobotânico de plantas medicinais e a coleta de informações das comunidades de seringueiros permitem um melhor conhecimento dessas plantas e possibilita um melhor estudo da reserva genética da flora acreana, além de servir de incentivo ao incremento de sua utilização por parte dos interessados.

O uso de plantas medicinais na terapia humana e animal é prática consagrada há milênios por todos os povos. Há cerca de cinco mil anos, as civilizações chinesa, egípcia e mesopotâmica deixaram provas da utilização dessas plantas em seus documentos manuscritos e edificações. No Brasil, as populações indígenas fazem uso de plantas medicinais com frequência (Amorozo & Gely, 1988). Observa-se hoje, porém, que as plantas medicinais têm sido revalorizadas por diversas razões, entre as quais:

- aparecimento de efeitos colaterais após uso frequente de medicamentos sintéticos;
- possibilidade de descoberta de novos princípios ativos nas plantas;
- inexistência de resultados concretos na cura de algumas enfermidades por meio de quimiossintetizados;
- forma mais acessível de a população local curar suas enfermidades;
- 80% da população dos países em desenvolvimento usarem-nas na terapêutica.

No estado do Acre, particularmente nas reservas extrativistas, os seringueiros também utilizam frequentemente plantas medicinais. Algumas provavelmente nem são conhecidas pela ciência. Não há ainda, contudo, um estudo sistemático sobre esse potencial genético vegetal. Trabalhos esporádicos têm sido realizados, abordando enfoques diversos em diferentes regiões da Amazônia brasileira (Prance, 1972; Schultes, 1979; Berg, 1980, 1982; Branch, 1983; MPAS, 1987; Elisabetsky & Setzer, 1987; Berg & Silva, 1988; Amorozo & Gely, 1988; Di Stasi et al., 1989;

Elisabetsky & Castilhos, 1990; Figueiredo & Granja e Barros, 1991; Berg, 1991; Oliveira et al., 1991 e Vieira, 1992).

Com relação ao estado do Acre, poucos são os trabalhos que podem ser citados. Kainer (1991) e Emperaire & Delavaux (1992) realizaram levantamentos etnobotânicos gerais, que incluíam plantas medicinais em reservas extrativistas. Souza et al. (1992) realizaram estudos etnobotânicos na Floresta Estadual do Antimari. Um levantamento socioeconômico da Reserva Chico Mendes foi realizado pelo Conselho Nacional de Seringueiros (1992). Ming & Ferreira (1992) fizeram um primeiro levantamento de plantas medicinais utilizadas pelos seringueiros na Reserva Extrativista Chico Mendes.

Reserva extrativista é uma nova modalidade de áreas de conservação, que visa também garantir a sustentabilidade social e econômica de suas populações. Oriundas principalmente do Nordeste brasileiro, as atuais gerações de seringueiros acreanos desenvolveram um entendimento e um uso dos recursos naturais da floresta, particularmente da flora medicinal, incluindo também espécies não amazônicas trazidas de seus locais de origem e outras espécies utilizadas por índios amazônicos com os quais tiveram contato. Esse conhecimento, esse saber popular, fundamental na pesquisa de novos medicamentos, faz parte da cultura acumulada pelas populações seringueiras que, sem um trabalho de estudo e resgate, corre sério risco de ser perdida.

Essa carência de estudos evidencia uma necessidade, cada vez maior, de intensificar as pesquisas nessa área. Este livro pretende ser uma contribuição ao trabalho sistematizado que deve ser feito com relação às plantas medicinais. Essa qualificação científica permitirá uma difusão mais ampla e segura do saber popular e de sua valorização pois, segundo Matos (1988), a importância da informação popular constitui-se no principal critério de seleção de material visando a aplicação medicinal.

Desta forma, pretende-se com este trabalho:

- resgatar e sistematizar as informações populares sobre as espécies utilizadas, com relação ao uso terapêutico;
- identificar botanicamente as espécies coletadas;
- gerar informações que subsidiem a elaboração de uma proposta de exploração econômica, com adequação ecológica e tecnológica;
- fornecer informações e recomendações para futuros projetos de pesquisa nessa e em outras áreas sobre as espécies levantadas;
- gerar informações que contribuam para a elaboração de um Programa de Fitoterapia na rede de saúde;
- ajudar na manutenção do saber popular sobre o uso das plantas medicinais e contribuir para sua preservação.

Visa ainda, de uma maneira mais geral, contribuir para a viabilização social, cultural e política das reservas extrativistas, como forma de garantir que populações marginalizadas, organizadas por suas instituições e órgãos representativos, tenham acesso aos mínimos direitos de uma vida melhor e mais digna.

1
Etnobotânica

Em 1887, Powers publicou artigo intitulado "Botânica Aborígene", empregando o termo para definir todas as formas do mundo vegetal que os aborígenes usam como medicamentos, alimentos, vestuário, ornamentos etc. (Castetter, 1986). O termo "etnobotânica" foi proposto primeiramente por Harshberger (1896), quando foram realizados trabalhos com tribos de índios norte-americanos sobre plantas usadas como alimentos, abrigo e roupas. Foi definido como "o estudo de plantas usadas por povos primitivos e aborígenes". Ford (1986) definiu-o como o "estudo das inter-relações diretas entre homens e plantas". A expressão "botânica econômica" é às vezes usada como sinônimo, enfocando o uso de plantas pelo homem. Xolocotzi (1982) definiu a etnobotânica como o campo científico que estuda as inter-relações que se estabelecem entre o homem e as plantas através do tempo e em diferentes ambientes.

Jain (1987), discordando desse entendimento por abordar aspectos apenas utilitários, ampliou o conceito, abrangendo todos os aspectos da relação direta das plantas com o homem, sejam de ordem concreta (como o uso material e o desuso) ou abstrata (como símbolos de culto). Segundo o mesmo autor, por conta dessa abrangência, a etnobotânica mantém uma colaboração interdisciplinar, tese confirmado por Elisabetsky (1986), que a relaciona com áreas como a paleobotânica, antropologia, etnotaxonomia, etnoecologia, etnofarmacologia, etnoagricultura, etnomedicina e outras. Prance (1991) também reforçou a interdisciplinaridade com a participação de botânicos, antropólogos, ecológos, químicos, engenheiros florestais e agrônomos no progresso dos trabalhos da etnobotânica.

Os estudos das disciplinas associadas têm sido feitos por diversos autores. Hicks (1967) afirmou que para a realização de um estudo sobre ecologia cultural deve-se ter dados sobre as propriedades dos recursos naturais e, no caso de uma sociedade que vive fundamentalmente da coleta de plantas silvestres, esses são dados etnobotânicos.

Bodley (1978) realizou pesquisa de dados etnobotânicos na Amazônia Peruana para deixá-los disponíveis a antropólogos que trabalham com culturas indígenas. Trabalhos antropológicos também foram fundamentados em trabalhos de Jain (1981), Prance (1985), Ford (1986) e Xolocotzi (1987), envolvendo populações indígenas de países das Américas.

Trabalhos etnobotânicos também têm contribuído na área de ecologia. Baleé & Gely (1989), Anderson & Posey (1989) e Irvine (1989) avaliaram diversos aspectos ambientais observados por comunidades indígenas da Amazônia. A longa experiência dessas populações no contato com a floresta gerou um acúmulo de importantes informações que devem ser sistematizadas. Do estudo de aspectos etnoecológicos pode-se fazer observações de como essas populações manejam o uso dos recursos. Posey (1984) demonstrou a imensa capacidade dos índios Kayapó de manejar os recursos naturais no estado do Pará, tanto em florestas primárias como secundárias, no cultivo de diversas espécies em ambientes diferentes, como em clareiras na floresta, jardins de morro (que servem como uma espécie de "reserva de germoplasma" para o caso de algum desastre), quintais e também ao longo dos caminhos. Cada ambiente explorado contém espécies diferentes. Hecht & Posey (1989) e Anderson & Posey (1989) também observaram diversas técnicas de manejo dos recursos naturais realizados pelos Kayapó.

Balick (1984) estudou o manejo de palmeiras por diversas populações da América do Sul. Diversos gêneros (*Bactris, Euterpe, Jessenia, Lepidocaryum, Mauritia, Maximiliana, Orbygnia, Attalea, Scheelea)* foram abordados, servindo para diversas finalidades em diferentes formas de manejo.

Clement (1987), em estudo da pupunha (*Bactris gassipaes* Kunth), verificou que sua variabilidade e distribuição territorial existentes hoje foram obras diretas do manejo dado por populações indígenas que habitaram a região noroeste da América do Sul.

Diversos outros trabalhos de manejo dos recursos naturais praticados por populações da Amazônia foram realizados. Plotkin (1982) avaliou o manejo de produtos de florestas secundárias e concluiu que isso ajuda na conservação da diversidade genética e é adequado às condições locais.

Cuellar (1983) fez observações sobre o manejo realizado em diferentes tipos de solo e topografia por indígenas colombianos (comunidade Andoque) e também sobre o ciclo de diversas atividades produtivas ao longo do ano e fases da lua. Nesse mesmo trabalho, verificou que a distribuição das plantas de valor para a comunidade variava conforme o ambiente explorado.

Milliken et al. (1992) observaram também aspectos de manejo realizados pelos índios Waimiri-Atroari no Brasil.

Pode-se observar uma evolução conceitual acerca de etnobotânica à medida que trabalhos foram realizados. Os estudos realizados nos finais do século passado nos Estados Unidos com diversas tribos indígenas, além de resgatar parte de suas culturas, acabaram também por incorporar aos hábitos dos americanos alguns produtos de tradição indígena, como comer peru (e depois de criá-lo intensivamente), e o uso de diversas plantas medicinais nativas do novo continente. Esse tratamento "econômico", "utilitarista", ainda é presente nos estudos etnobotânicos atuais, porém se percebe maior ênfase em outras abordagens, como as culturais, antropológicas, éticas e ecológicas, caracterizando a interdisciplinaridade da área e também mostrando as dificuldades na satisfação dos interesses de cada um dos enfoques, mas que devem ser experimentados.

Importância da etnobotânica na pesquisa de plantas medicinais

É inegável a contribuição da etnobotânica em diversos aspectos da ciência. Uma das mais importantes, sem dúvida, é a pesquisa de plantas medicinais. Elisabetsky (1991) reforçou que o estudo das plantas medicinais permite o entendimento dos sistemas locais de medicina, a elucidação das bases racionais para o uso medicinal de algumas espécies vegetais, o desenvolvimento de fitoterápicos de custos mais baixos e a descoberta de novas drogas.

A mesma autora já havia enfatizado a importância da etnofarmacologia na descoberta de novas drogas, no reconhecimento de novas ações terapêuticas de compostos já comumente usados para outras finalidades e na utilização de plantas *in natura* ou em formulações farmacêuticas simples para desenvolver medicamentos de baixo custo (Elisabetsky,1986; Elisabetsky & Moraes,1990).

Farnsworth (1993) afirmou que as informações populares servem como fonte de pesquisa para novos medicamentos; segundo ele, os dados oriundos das culturas indígenas podem validar uma droga vegetal. Setenta e quatro por cento das 119 drogas derivadas de plantas foram descobertas como resultado de estudos químicos feitos a partir de plantas usadas na medicina tradicional. Os Estados Unidos gastaram cerca de oito bilhões de dólares com compostos à base de plantas presentes em medicamentos alopáticos com prescrição médica em 1981. Farnsworth ressaltou ainda que para desenvolver uma única droga são necessários, em média, 12 anos de pesquisa, ao custo aproximado de 231 milhões de dólares, mostrando a dificuldade nessas pesquisas e a importância da etnobotânica na abreviação dos tempos de pesquisa e de finalização de um produto à base de planta.

Cox (1994), reforçando Elisabetsky (1991), afirmou que historicamente a pesquisa etnobotânica resulta em três diferentes tipos de drogas descobertas: a) produtos naturais não modificados sobre os quais estudos etnomédicos sugeriram eficácia clínica, citando os digitálicos; b) produtos naturais não modificados dos quais a eficácia terapêutica foi somente remotamente sugerida, citando a vincristina; c) substâncias naturais modificadas ou sintéticas, baseadas em produto natural usado na medicina popular, citando a aspirina. Citou ainda a prostratrina como a mais recente e promissora descoberta de produto natural contra o vírus HIV.

Balick (1994) mostrou que a porcentagem de plantas que apresentam atividades *in vitro*, em ensaios anti-HIV, é de 1,6% para as obtidas em coletas ao acaso e de até 15% para as obtidas em levantamentos etnobotânicos. Confirma assim a importância que esses trabalhos têm na descoberta de plantas para uso terapêutico, nos valores altíssimos dispendidos e no interesse que têm as indústrias farmacêuticas nesses trabalhos. Reforça ainda estudos de SPJUT (1985), que atestou as limitações da pesquisa de novas drogas anticâncer com plantas provenientes de coleta ao acaso.

Pesquisadores de diversas áreas em etnobotânica, todos concordam com o fato de que, pragmaticamente, estes estudos são uma espécie de "peneira" na pesquisa de plantas medicinais, separando, através das informações coletadas das comunidades tradicionais, plantas com maiores potenciais de ter atividade terapêutica, uma vez que já foram (e são) testadas por elas há muito tempo. Embora concepções acerca de doenças e o entendimento delas pelas comunidades possam ser diferentes da "ciência moderna", a seleção prévia de plantas, reduzindo-as a um grupo menor e mais específico, ajuda a manter um maior esforço concentrado, com menor custo e menor tempo gasto, comprovado pelos trabalhos citados. No Brasil a situação é semelhante, de acordo com depoimentos de diversos pesquisadores.

Etnobotânica e conservação de plantas medicinais e dos conhecimentos populares

O processo desenfreado de ocupação territorial pelo homem (construção de rodovias e barragens, expansão agrícola, turismo, especulação imobiliária etc.) tem levado à destruição da vegetação original e a alterações nos hábitos e costumes das populações nativas. A etnobotânica pode contribuir para que esses conhecimentos, a população e as vegetações locais sejam mais bem compreendidos e conservados.

Gottlieb (1979) exemplificou essa situação com os índios da Amazônia, segundo ele, os únicos que conhecem as propriedades das espécies da floresta e como elas podem ser mais bem utilizadas. Esse conhecimento deve ser considerado como componente essencial de todos os esforços para conservar e desenvolver a Amazônia, o que foi também reforçado por Schultes (1994).

A Organização das Nações Unidas (ONU), desde 1976, tem realizado assembleias e formulado resoluções visando estimular a medicina tradicional em todos os países. Em 1988, na declaração de Chang-Mai, "alarmados com as consequências da perda da diversidade vegetal no mundo", a ONU chama a atenção de todos os países, agências internacionais, governos e entidades não governamentais para a "contínua erosão e perda de culturas indígenas que geralmente detêm o segredo da descoberta de novas plantas medicinais que podem beneficiar a comunidade global".

Akerele (1991) afirmou que a investigação, utilização e exploração de plantas medicinais por um país deve também incluir medidas para sua conservação. Uma política de conservação deveria abranger estudos na área de levantamentos etnobotânicos de plantas medicinais, para identificar as ameaçadas, estabelecer prioridades e monitoramento da situação, estudos farmacológicos e clínicos para testar sua segurança e eficácia terapêutica, juntamente com a decisão de cultivá-las comercialmente. Afirmou ainda que o desenvolvimento de políticas para a conservação requer a ordenação dos valores relativos e da importância das espécies, que devem ser observadas de acordo com as características de cada região.

Hamann (1991) relatou o esforço de duas organizações não governamentais da área de conservação, The International Union for Conservation of Nature and Natural Resources (IUCN) e World Wildlife Fund (WWF), que traçaram como um de seus principais objetivos a conservação de plantas selvagens de valor econômico, principalmente para a população rural dos países em desenvolvimento, dando especial atenção para as plantas medicinais usadas nos cuidados primários de saúde.

Muitas vezes é observada uma preocupação majoritariamente utilitarista da conservação para garantir o acesso dos países industrializados aos recursos genéticos medicamentosos dos países em desenvolvimento, que possuem as maiores diversidades (Plotkin, 1991). Tal visão deve ser substituída pela necessidade também de estar atento para a situação das populações que habitam esses locais, desenvolvendo um trabalho que vise não apenas resguardar a diversidade vegetal, mas também garantir a sobrevivência e manutenção econômica , social e cultural das comunidades.

Sob este aspecto, vale considerar a questão ética e o direito à propriedade intelectual das informações oriundas das comunidades.

Ética e direito de propriedade intelectual na pesquisa etnobotânica

Trupp (1989) afirmou que se deve evitar uma visão romantizada do potencial dos conhecimentos populares e que esforços devem ser feitos para incluí-los em projetos e pesquisa participativa. As populações tradicionais possuem metodologias e práticas próprias desses conhecimentos, muitos deles não examinados por metodologias formais e testes laboratoriais controlados.

Posey (1990) defendeu que deve haver proteção ao direito de propriedade intelectual das populações tradicionais e elas devem receber compensação por essas contribuições. Sugeriu diversas ações no âmbito nacional e internacional para aprofundar a questão.

Kloppenburg Jr. (1991), defendendo o direito à propriedade intelectual das populações tradicionais, criticou a assimetria das valorizações dadas. Se uma informação é coletada de povos tradicionais, pesquisadores a consideram um "patrimônio comum da humanidade", um bem público, para o qual nenhum pagamento é apropriado ou necessário. Já quando se trata de informação processada em uma universidade ou laboratório particular, resultando em novo produto, ela é usada para proveito privado.

Posey (1991) defendeu a prioridade para desenvolver políticas e processos para garantir e compensar os direitos à propriedade intelectual dos povos indígenas pelos seus conhecimentos acerca da diversidade biológica e ecológica do planeta.

Gray (1991) afirmou que mesmo ainda não existindo mecanismos de proteção ao direito à propriedade intelectual dos povos tradicionais, estes devem desenvolver suas próprias formas de protegê-lo.

Elisabetsky (1991) chamou a atenção para o fato que embora o conhecimento tradicional seja essencial para o desenvolvimento de produtos medicamentosos, as populações mencionadas não se beneficiam das descobertas dessas pesquisas. Questões sociopolíticas, econômicas e éticas, em vários níveis, devem ser consideradas. Alertou para o fato de muitas vezes esses trabalhos envolverem mais de um país e de os pesquisadores estrangeiros e informantes não concordarem sobre essas questões. Como resultado, esses trabalhos são encarados como imperialismo científico: pesquisadores são acusados de roubo de material vegetal e apropriação dos conhecimentos tradicionais para benefícios financeiros ou profissionais. Há maior relutância, agora, de muitos governos e também de comunidades tradicionais, de permitir tais pesquisas, ao mesmo tempo em que há maior interesse das indústrias em financiar esses trabalhos de campo.

Boom (1990), citado por Elisabetsky (1991), dividiu os aspectos éticos em dois: a) a relação entre os pesquisadores e os países visitados (e/ou organizações, instituições, colegas, informantes); b) a relação entre os pesquisadores e firmas comerciais. Para o primeiro aspecto, sugeriu algumas ações, como explicitar os objetivos da pesquisa, ter acompanhamento de um representante oficial do país visitado, intercambiar literatura, incluir pesquisadores e/ou estudantes do país na pesquisa e dar retorno do trabalho à comunidade.

Brush (1993) afirmou que a propriedade intelectual deveria ser usada para a garantia de direitos humanos, culturais e das terras dos povos indígenas e ser mais efetiva para encontrar os objetivos da conservação dos conhecimentos tradicionais e dar tratamento mais equitativo para aqueles que têm sido generosos com seus conhecimentos e recursos.

Cunningham (1993) afirmou que a biodiversidade somente será relevante para órgãos governamentais ou populações locais se houver algum benefício dos novos produtos naturais retornado à região de origem. Devem ser estabelecidas prioridades: para reconhecer e compensar o uso de conhecimentos tradicionais e recursos naturais; para facilitar a cooperação internacional na coleta, na conservação, no uso e no desenvolvimento de novos produtos naturais; e para assegurar que qualquer coleta para exportação e uso por outro país seja aprovada por autoridades competentes e envolva representantes das comunidades locais.

Barton (1994) defendeu os recentes esforços que têm sido feitos para garantir aos povos indígenas direitos sobre os recursos genéticos e conhecimentos tradicionais, apesar de esses assuntos ainda não fazerem parte de leis internacionais. Lembrou ainda que a Convenção para a Biodiversidade, realizado no Rio de Janeiro em 1992, não dá sólidos direitos para as populações indígenas sobre os recursos naturais.

Elisabetsky & Posey (1994), relatando dados obtidos em campo em trabalho com índios Kayapó, afirmaram que os benefícios resultantes de qualquer informação usada a partir desse trabalho para fins comerciais devem ser divididos com a população indígena.

Há um questionamento do que seja compensação adequada para as populações nativas (Elisabetsky, 1991a), pois ainda não se tem uma estratégia unificada, podendo ser a compensação financeira ou não. Essa questão ainda não está bem esclarecida, merecendo mais atenção dos envolvidos.

Ainda que não existam considerações definitivas sobre essa questão, dada sua natureza recente e complexa, vem ocorrendo uma tendência na elaboração de procedimentos que garantam o reconhecimento da propriedade intelectual dos conhecimentos das comunidades e busca de formas condizentes de retorno ou benefícios quando houver um aproveitamento comercial originado deles.

A forma desse retorno deve ser aberta e amplamente discutida com a comunidade, por meio de seus órgãos representativos legítimos, caracterizando os direitos e deveres de cada parte. Como o grau de organização das diversas comunidades varia imensamente no Brasil e a preocupação por parte dos pesquisadores nesse ponto está em diferentes níveis, a existência de negociação (ou não) bem como os itens acordados ente as partes variam conforme o desenvolvimento dessa consciência, de ambos os lados. Ponto fundamental, contudo, é a necessidade de abrir essa discussão, possibilitando seu aperfeiçoamento.

Métodos em etnobotânica

Ainda que não totalmente sistematizados e, em geral, não explicitados quanto à forma de coleta (Johns et al., 1990), alguns métodos de trabalhos etnobotânicos são conhecidos, destacando a dificuldade determinada pela multidisciplinaridade que é exigida para este tipo de trabalho.

Posey (1990) discutiu essa dificuldade e considerou que entre as maiores barreiras estão as estruturas diferenciais de tempo gasto por cientistas naturais e sociais, sendo que os cientistas naturais consideram que alguns meses são razoáveis para o trabalho de campo, enquanto os cientistas sociais pensam em termos de anos, para permitir um entendimento da linguagem, percepção dos recursos naturais, conceitos de manejo, forças mitológicas e outros níveis de conhecimento consciente ou inconsciente. Propôs um campo híbrido da ciência para satisfazer as duas partes. A efetivação deste novo campo é bastante difícil, dados os interesses diversos das partes.

No que tange à parte prática do trabalho de campo, Richardson & Stubbs (1978) já haviam tecido comentários sobre aspectos diversos da pesquisa etnobotânica, como escolha do local, hospedagem, escolha de informantes, postura ética, hábitos e até a maneira de vestir do pesquisador. Embora tudo isso possa parecer supérfluo, são situações importantes no trabalho de campo.

Forero-Pinto (1980), trabalhando com índios Cuna e Waunana, em Choco, Colômbia, referiu-se à metodologia utilizada: entrevistas livres, evitando as entrevistas rígidas, após uma apresentação oficial para a comunidade, efetuada pelo do cacique. Ressaltou o convívio, na reserva indígena, por um período de quatro meses, que permitiu uma informalidade maior com os entrevistados. As informações coletadas foram feitas de três maneiras: a) saídas ao campo com o xamã (pajé), estudando as plantas *in situ*; b) saídas ao campo acompanhado por um indígena e posterior estudo das plantas coletadas na maloca do xamã; c) saída do xamã ao campo sozinho e posterior estudo das plantas frescas coletadas na sua maloca. Em todos os casos, eram anotados os seguintes dados: uso ou usos da planta, partes empregadas, método de preparo, dosagens e nome na língua indígena. Foram coletadas quatro amostras por planta, férteis, com anotação de dados botânicos. As identificações foram feitas no Herbário Nacional Colombiano e com colaboração de especialistas estrangeiros.

Glenbosky (1983), em trabalho etnobotânico com os índios Tukuna, na Colômbia, encontrou três problemas no início: a) descobrir indivíduos que pudessem dar informações seguras; b) conquistar a confiança desses informantes; c) estabelecer métodos para obtenção de informações pertinentes ao uso das plantas (além do problema da língua). Os dois primeiros problemas foram resolvidos com o contato e vivência junto a uma pessoa mestiça que tinha bom relacionamento com a comunidade.

O problema do método de coleta de informações foi resolvido usando três procedimentos: a) mapeamento das clareiras ao redor das casas dos Tukuna usadas para cultivo e localizando as plantas nelas existentes; b) uso de entrevistas com questionário; c) discussão informal com os informantes na casa do contato mestiço, que era proprietário de uma cantina que os índios frequentavam muito.

Rao & Hajra (1987) apresentaram alguns passos que são realizados na pesquisa etnobotânica de campo na Índia: identificar a comunidade ou população a ser trabalhada, contatar os informantes, coletar informações destes e coletar as plantas citadas. Sobre a coleta de informações, afirmaram que existem duas maneiras: a) ao mesmo tempo em que ocorre a coleta de plantas; b) primeiro coletam-se todas as plantas do local para depois mostrá-las aos informantes uma a uma e registrar as informações. Consideraram a primeira como a mais adequada. Detalharam ainda os dados a serem registrados: nome popular, parte da planta usada, coleta, processamento, preparo do medicamento, sua dosagem e administração. Sugeriram ainda, complementarmente, o estudo etnobotânico com auxílio de herbários e literatura especializada.

Lipp (1989) teceu considerações acerca do trabalho de campo na pesquisa etnofarmacológica. Em casos nos quais há especialistas no uso de plantas medicinais, normalmente os mais idosos, o método mais adequado é a entrevista com informantes-chave, combinada com observação direta (ou participante). Entrevistas estruturadas ou não estruturadas são usadas, dependendo da situação ou necessidade do trabalho. Lipp sugeriu ainda que os informantes não devem ir sozinhos coletar as plantas, pois há uma tendência de coletarem somente a parte da planta usada e não uma amostra botânica, dificultando a identificação. Aconselhou ainda que os dados da planta sejam discutidos e anotados no campo, durante a coleta, para evitar esquecimentos. Antes da prensagem, o material deveria ser revisto e reexaminado pelos informantes. Destacou ainda as vantagens de usar diversos informantes, pois com as discussões ocorridas entre eles, chegam a conclusões e detalhes aos quais não seria possível chegar se houvesse somente um. Expôs ainda a necessidade de criar um clima amigável no relacionamento com o informante, com um "cafezinho" ou uma "conversa leve".

Pelto & Pelto (1990) afirmaram que os dados coletados no trabalho de campo resultam de observações empíricas, qualitativas e quantitativas, e ainda obtidas em entrevistas estruturadas ou ainda com uso de gravador.

Herdberg (1993) focalizou alguns métodos de coleta etnobotânica para estudos etnofarmacológicos. Sugeriu a participação conjunta de um botânico, um etnofarmacologista e curandeiros locais nas pesquisas de campo. Propôs ainda coletar três amostras por planta e depositar em diferentes instituições. As amostras devem ser acompanhadas de ficha contendo informações de nome popular local e características da planta (etiqueta de herbário).

Etkin (1993) analisou diversas técnicas de coletar informações em estudo etnofarmacológico: informantes-chave, observação participante, grupos de foco, entrevistas estruturadas e não estruturadas, levantamentos e questionários, estudo léxico e semântico de categorias locais, análise de conteúdo de tradições orais e arquivo e outras revisões de literatura. A primeira técnica tem seus méritos, pois normalmente os informantes-chave são pessoas com maior conhecimento sobre os sistemas sociais e culturais locais que outras na comunidade, porém podem não ser representativas.

A observação participante representa um envolvimento nas atividades da comunidade, com o objetivo de perceber os detalhes do dia a dia, num nível conceitual e experimental. Essa situação não depende muito do informante e sim do pesquisador, que terá sua própria experiência como parte integrante da comunidade.

Os grupos de foco formam sessões exploratórias organizadas em torno de um tema específico que os residentes discutem abertamente em pequena reunião informal e pública. Entrevistas estruturadas e não estruturadas são diferenciadas pelo grau das questões formuladas e o nível da resposta desejada. As não estruturadas referem-se a questões abertas que permitem ao entrevistado elaborar e detalhar as respostas. As entrevistas estruturadas são somente possíveis com um grande conhecimento da cultura local.

Questionários e levantamentos são usados para análise quantitativa permitindo cruzamento de informações e elaboração de vários tipos de análise.

De posse de informações obtidas por esses métodos, usam-se os outros como forma de analisar mais profundamente e qualitativamente as questões estabelecidas. A autora enfatizou que as interações entre o pesquisador e os informantes são processos sociais complexos e devem ser bem trabalhadas.

Alexiades (1993), em extenso trabalho, delineou as principais ações que devem ser observadas num trabalho etnobotânico, desde a obtenção de autorização para coleta na área, seleção dos informantes, passando por diversas formas de entrevistas e coleta de informações até o registro dos dados de campo e interpretação dos mesmos. Além dos métodos de coleta de informações citados por Etkin (1993), ressaltou outros: simulação, entrevista com amostras de plantas, entrevista com *check list* e entrevista grupal.

A simulação é usada ocasionalmente, para dar ao informante ideia de uma atividade que já realizava, porém abandonou, ou para fazer uma representação fora de um contexto de uso. As entrevistas com amostras de plantas são realizadas com amostras que foram coletadas no campo e mostradas aos informantes em suas casas, para reconhecimento e coleta de dados. As entrevistas com *check list* são feitas perguntando os usos e outras informações de plantas contidas nessa lista. Erros por conta de variações de nomes populares são os principais problemas deste método. A entrevista grupal, além da coleta de dados, pode servir como um evento social, ocasião em que os jovens recebem informações dos mais idosos.

Lewis & Elvin-Lewis (1994) dividiram a etnobotânica em três fases que se inter-relacionam: etnobotânica básica, etnobotânica quantitativa e etnobotânica experimental. A primeira refere-se à compilação e à organização de informações acerca da biota, obtida de populações indígenas e outros povos, como dados sobre animais e plantas úteis, entendimento de como a população maneja esses recursos e aprendizado de seus significados e modos de classificação. Pode ainda incorporar informações de ordem química, médica ou linguística. A etnobotânica quantitativa desenvolve métodos que permitem a descrição quantitativa, avalia e analisa os dados primários recolhidos. Dados originais da pesquisa de campo devem ser suficientemente estruturados e consistentes para que técnicas estatísticas possam ser usadas para testar as hipóteses propostas. Os autores afirmaram ainda que este aspecto da etnobotânica está em suas fases iniciais de desenvolvimento. Já a etnobotânica experimental envolve o uso da biota na busca de produtos para usos industriais, médicos e outros. Plantas encontradas nos levantamentos etnomédicos podem servir para testes de atividade em bioensaios na busca de novos medicamentos. Este aspecto é subutilizado hoje, em detrimento da saúde humana e das potencialidades que representa.

Balick (1994) discutiu a necessidade de determinar o número de coletas e o número de pessoas que deveria ser contatado para ter uma certeza razoável de que as informações sobre uma planta medicinal específica sejam relativamente completas. Propôs uma adaptação do conceito da "curva espécies-área", usada em trabalhos fitossociológicos, chamada "curva de uso múltiplo". Esse sistema permite verificar o momento de estabilização de uma informação, seja o número de usos, seja o número de espécies citadas.

A quantificação dentro da metodologia em etnobotânica foi avaliada ainda por outros autores, numa abrangência maior, não somente para plantas medicinais.

Prance et al. (1987) desenvolveram um trabalho etnobotânico na Amazônia, visando obter dados quantitativos no uso de árvores de terra firme pelos índios Kayapó e Tempé no Brasil, Chácobo, na Bolívia, e Panare, na Venezuela. A metodologia usada foi a do inventário feito em parcelas de 1 ha, para árvores com pelo menos 10 cm de diâmetro à altura do peito (DAP), que, após coletadas, foram mostradas aos informantes para obtenção de dados dos usos de cada uma delas.

Phillips & Gentry (1993) realizaram trabalho semelhante, com mestiços na região de Tambopata, no Peru, também usando parcelas de 1 ha, marcando as árvores com DAP maior que 10 cm, cujas amostras foram mostradas aos informantes, individualmente, para a obtenção dos dados.

Existe uma dificuldade muito grande na elaboração de uma metodologia em um trabalho etnobotânico. Fatores de natureza étnica, cultural, geográfica, institucional, temporal e financeira devem ser considerados. A metodologia para populações indígenas deve ser diferente daquela usada para caboclos. Levantamentos gerais podem ser mais rápidos do que, por exemplo, analisar aspectos de ordem linguística de uma determinada região ou ainda sobre concepção de saúde/doença. Financiamentos (ou a falta deles) para a realização de trabalhos de campo também determinam a intensidade ou possibilidade da pesquisa. Entrevistar especialistas em comunidades rurais distantes também exige metodologia diversa daquela usada para fazer um levantamento ao acaso de um determinado bairro urbano.

O uso de uma dada metodologia depende da análise desses diversos aspectos. Um estudo preliminar para conhecimento e/ou uma primeira visita informal poderiam suprir informações para a elaboração de uma metodologia mais adequada.

2
Reserva extrativista: um pouco da luta

O desenvolvimento social e econômico na Amazônia baseou-se décadas atrás no aproveitamento de um produto oriundo das florestas, a borracha extraída da seringueira, que, junto com a castanheira, foi de grande importância. Em torno delas formou-se uma estrutura social regional que mesmo após a diminuição da importância econômica da borracha, ainda mantém certa influência na economia local (Allegretti, 1987).

A conciliação das necessidades da população seringueira com a conservação dos recursos genéticos da floresta amazônica é possível com a implementação das reservas extrativistas. Pelo Decreto nº 98.897/90, elas são definidas como espaços territoriais especialmente protegidos para uso sustentável dos recursos naturais e em benefício das populações extrativistas (Allegretti, 1994).

A luta pela formação das reservas extrativistas remonta às primeiras ações dos seringueiros contra as derrubadas de floresta e a expulsão de seus habitantes pelos pecuaristas sulistas que passaram a ocupar o Acre, estimulados pelos incentivos fiscais na década de 70. Com o aumento dessa pressão de desmatamento e expulsões, os seringueiros, organizados pelos Sindicatos de Trabalhadores Rurais, iniciaram novas formas de luta, para tentar deter tal processo.

Os "empates", mobilizações que os seringueiros realizavam nas áreas onde havia equipes de pessoas contratadas pelos fazendeiros para derrubar a floresta, foram instrumentos importantes para evitar os desmatamentos e principalmente para a organização e elevação do nível de consciência dos seringueiros acerca de seus direitos. Mesmo considerando que a maior parte dos "empates" não tenha logrado êxito, a experiência prática vivida pelos seringueiros foi fundamental para a continuidade do movimento.

Os primeiros "empates" ocorreram em 1976 (Revkin, 1990), organizados pelo Sindicato dos Trabalhadores Rurais de Brasileia. Em 1980, Wilson Pinheiro, seu presidente, foi assassinado a mando dos fazendeiros.

Foi nessa época que Chico Mendes teve sua participação na história política das reservas extrativistas. Sempre fugindo da repressão, mas em contato cotidiano com os seringueiros, ele organizou diversos outros "empates" e ajudou a melhorar a organização dos seringueiros.

Em 1985, foi criado o Conselho Nacional dos Seringueiros (CNS), órgão dos trabalhadores para contrapor-se ao Conselho Nacional da Borracha, composto apenas por fazendeiros, seringalistas e industriais, marcando a identidade de uma categoria de trabalhadores que vinha representando seu papel numa região que abrangia mais da metade do Brasil (Souza, 1990).

Discutia-se à época a criação de uma reserva onde as populações locais pudessem continuar seu modo de vida extrativo com a manutenção das áreas florestadas. Em 1986, o projeto Radam Brasil mostrou que o Acre possuía 70% de seu território ocupado por seringais e castanhais dotados de potencial extrativo (Menezes, 1994).

A luta dos seringueiros não se restringia às atividades na floresta. Com a repercussão nacional dos "empates", houve uma maior exposição ao restante da sociedade. Sem que nenhuma das reivindicações fosse atendida pelo Governo Federal, os seringueiros iniciaram uma mobilização em Brasília, junto à Assembleia Nacional Constituinte, num momento em que as perspectivas de uma reforma agrária eram favoráveis.

Em 1987, o Instituto Nacional de Colonização e Reforma Agrária, Incra, por meio da portaria nº 627, criou o Assentamento Extrativista, que somente em 1989 regulamentou a criação de quatro projetos, os de São Luiz do Remanso em Rio Branco, Santa Quitéria em Brasileia, Macaná em Sena Madureira e Cachoeira em Xapuri.

Em 22 de dezembro de 1988, Chico Mendes foi assassinado em Xapuri, fato que se transformou num marco na luta seringueira. A partir de 1990, o governo Federal regulamentou a figura "reserva extrativista" no âmbito do Instituto Brasileiro do Meio Ambiente e dos Recursos Naturais Renováveis, Ibama, por meio do decreto-lei nº 98.890. Em 1990 foram criadas as Reservas Extrativistas do Alto Juruá, com 506.186 ha (decreto-lei 98.863), e Chico Mendes, com 970.570 ha.

Aspectos jurídicos das reservas extrativistas

A criação das reservas extrativistas é embasada juridicamente desde 1987, com a Portaria 627 do Incra em 30 de julho, com o resultado de um Grupo de Trabalho que contou com o assessoramento do CNS. Seus aspectos conceituais visavam definir instrumentos jurídicos capazes de introduzir a proposta do extrativismo sustentado no âmbito das políticas públicas ambientais, junto com a reformulação do conceito de função social da terra. Com isso, instituíram-se os Projetos de Assentamento Extrativista que continham duas inovações, segundo Gomes & Felipe, (1994): a utilização condominial da área e o contrato de concessão de direito real de uso da terra. A primeira inovação pretendeu pôr fim ao tradicional modelo de parcelamento do solo em lotes, incompatível com a atividade extrativista, que é em geral pautada por atividades que se entrecruzam, como as "estradas de seringa", e a segunda referiu-se à transferência de direitos para serem exercidos em finalidades específicas e previamente determinadas. Permitia ainda a imposição de condições especiais ao concessionário, entre as quais a intransmissibilidade *inter vivos* e a rescindibilidade do contrato quando verificados danos ambientais.

Com a nova Constituição em 1988, o capítulo do Meio Ambiente reservou espaço para inserção do extrativismo sustentado na legislação ordinária. A lei nº 7804, de 24 de julho de 1989, compatibilizou a Política Nacional do Meio Ambiente às disposições constitucionais, com o artigo 9º:

> São instrumentos da Política Nacional do Meio Ambiente: VI) a criação de espaços territoriais, especialmente protegidos pelo Poder Público Federal, Estadual e Municipal, de relevante interesse ecológico e reservas extrativistas.

Coube ao Ibama regulamentar essa unidade de conservação, pelo decreto lei nº 98.897, de 30 de janeiro de 1990, cujo artigo 1º diz: "As reservas extrativistas são espaços territoriais destinados à exploração autossustentável e conservação dos recursos naturais renováveis, por população extrativista".

Esse artigo impôs ao Poder Público a criação de reservas extrativistas em espaços territoriais considerados de interesse ecológico e social, criando um novo conceito.

O Ibama reforçou ainda a legitimidade da fiscalização do órgão gestor do meio ambiente sobre esta unidade, pelo artigo 5º: "Caberá ao Ibama supervisionar as áreas extrativistas e acompanhar o cumprimento das condições estipuladas no contrato de que trata o artigo anterior".

Além da supervisão, cabe ao Ibama definir os limites geográficos, a população destinatária, as medidas a serem tomadas pelo Poder Público para a sua implantação, além das desapropriações que se fizerem necessárias (artigo 3°).

Em 1992, a portaria do Ibama n° 22-N, de 16 de fevereiro, criou o Centro Nacional de Desenvolvimento Sustentado das Populações Tradicionais, CNPT, para tratar de questões pertinentes ao extrativismo, no que se refere ao desenvolvimento de tecnologias sob todas as formas, comercialização e industrialização de produtos gerados pelas populações tradicionais.

Situação atual da proposta de criação de reservas extrativistas

Implementadas em 1989, são 14 as reservas extrativistas criadas, dez sob a denominação de Projetos de Assentamento Extrativista, num total de 3.052.527 ha, onde vivem 9.174 famílias. Ainda existem problemas, desde desapropriações não realizadas, limites conflitantes e falta de projetos de desenvolvimento socioeconômico.

Em 1995 foi formada a Associação dos Moradores da Reserva Extrativista Chico Mendes, com a incumbência de realizar o efetivo cadastramento dos moradores e organizar projetos de melhoria de vida da população seringueira.

Segundo Menezes (1994), as 14 reservas representam um percentual muito pequeno da extensão regional com potencial extrativo e ínfimo quando comparadas com a extensão territorial da região, mostrando o quanto de esforço terá de ser desenvolvido ainda para atender às demandas prioritárias das populações extrativistas.

As reservas extrativistas existentes estão apresentadas nos quadros 1 e 2.

Quadro 1 – Projetos de Assentamento Extrativista no Brasil

UF	Projetos	Área (ha)	Famílias
Acre	Porto Dias	22.145	83
	Riozinho	35.896	120
	Cachoeira	24.973	80
	Santa Quitéria	44.000	150
	São Luiz do Remanso	39.572	130
	Total	**166.586**	**563**
Amapá	Maracá I	75.000	214
	Maracá II	22.500	94
	Maracá III	226.000	760
	Total	**323.500**	**1.068**
Amazonas	Antimary	260.227	867
	Tervaã	139.235	426
	Total	**399.462**	**1.293**
Total geral		**889.548**	**2.924**

Quadro 2 – Reservas extrativistas no Brasil

UF	Reserva	Área (ha)	Famílias
Acre	Alto Juruá	506.186	1.600
	Chico Mendes	970.570	3.000
Amapá	Rio Cajari	481.650	1.000
Rondônia	Rio Ouro Preto	204.583	650
Total		**2.162.989**	**6.250**

Fonte – INCRA, dez/89 - Diretoria de Assentamento
Coordenação do Projeto Assentamento Extrativista

3
IMPORTÂNCIA DAS RESERVAS EXTRATIVISTAS NA CONSERVAÇÃO DOS RECURSOS NATURAIS E NA VIABILIDADE SOCIAL E ECONÔMICA LOCAL

O que nós queremos com a Reserva Extrativista? Que as terras sejam da União e que elas sejam usufruto dos seringueiros ou dos trabalhadores que nela habitam... Lutar, mesmo sabendo que existe uma ameaça pela frente, pelo fortalecimento de uma política de comercialização e garantia de preço prá borracha e por uma política de melhor comercialização e de melhores condições prá produção da castanha. Mas lutar também prá que o governo dê prioridade à industrialização e comercialização de outros produtos que existem na floresta, que até hoje não tiveram nenhuma prioridade. Nós temos infinidades de riquezas naturais na mata. Produtos vegetais, que nem o tucumã, o patuá, que têm óleos importantes. O açaí também é um outro produto importante. A copaíba, o bacaba, o babaçu, a pupunha. A abelha nativa, que nós temos na mata, que, quem sabe, as universidades elas podem muito bem pesquisar. A própria questão da pesca, de não depredação, com exploração do peixe de forma racional. Nós temos uma variedade enorme de árvores medicinais nessa floresta que pode ter uma

> *importância muito grande para o país, basta que haja pesquisa. Eu acho que é um papel muito importante também das universidades não só do Acre, mas de todo o Brasil, se envolverem nesta área de pesquisa na Amazônia. Eu acredito que se acontecer, se o governo levar isso a sério, em 10 anos, tenho certeza que a Amazônia será uma região riquíssima e que terá uma importância muito grande para a própria economia nacional.*
>
> (Chico Mendes, 1989)

Esse depoimento do líder seringueiro assassinado é uma amostra clara da compreensão que a população tem dos recursos naturais locais e da sua conservação.

O intenso processo de desmatamento verificado na Amazônia nos anos 70, também se verificou no Acre, por meio da pecuária. Segundo Nunes (1991), no período 1970-80 houve variação de 377,7% do número de cabeças de gado na região do Alto Rio Purus, com um total de 194.680 cabeças para o período, com o consequente aumento da área desmatada, já que não houve modificação na tecnologia de criação, toda ela extensiva.

Segundo Menezes (1989), 87% da área desmatada no Acre tem origem na expansão pecuária. Associar a diminuição das derrubadas de floresta, possibilitando a manutenção dos recursos naturais com a garantia de sobrevivência das comunidades que nela habitam foi a principal equação que procurou ser resolvida com a criação das reservas extrativistas: conciliar desenvolvimento econômico com a conservação ambiental.

McNeely (1988) afirmou que as reservas extrativistas, com uso sustentável da extração e pelo fato de não destruírem florestas, comparadas com a agricultura e a pecuária, são alternativas atraentes, pois dão aos usuários dos recursos a responsabilidade de seu uso sustentável e o incentivo para a conservação de um ecossistema maior, abrangendo cerca de 500 mil pessoas.

No âmbito da discussão sobre reservas extrativistas, em setembro de 1988, em Curitiba, Paraná, ocorreu uma reunião envolvendo representantes de organismos governamentais e não governamentais, nacionais e internacionais, para a criação dessas novas unidades de conservação. Das conclusões desse evento, saiu a *Carta de Curitiba*, que afirmava:

> As Reservas Extrativistas atendem a fins de conservação ambiental, de regularização fundiária e de desenvolvimento econômico. Devem, portanto se constituir em um modo socialmente justo, ecologicamente sustentável e economicamente viável de ocupar a Amazônia. (Reforma Agrária, abr./jul./1989, p.37)

Hecht & Cockburn (1989) exemplificaram a situação de muitos camponeses assentados em projetos de colonização do governo, que, pela falta de apoio e a precariedade das condições de vida e econômica, passaram a ser seringueiros para aumentar suas rendas. Afirmaram ainda que nas reservas extrativistas, com a participação de organizações locais e comunidades de base, podem ser estabelecidos sistemas de produção sustentáveis associados à agrossilvicultura, para os seus moradores. A viabilidade econômica, equidade social e conservação dos recursos da proposta das reservas também são destacadas por Anderson (1989); Daly (1990), Brown (1991), Menezes (1990), Allegretti (1990) e Kageyama (1991).

Fearnside (1989) e Peters et al. (1989), procurando valorizar os recursos da floresta amazônica, analisaram o potencial de produtos não florestais, que dariam maior renda ao longo do tempo do que as atividades agropecuárias tradicionais extensivas. As reservas extrativistas poderiam representar a alternativa de manutenção da floresta sob uso sustentável.

Emperaire & Pinton (1993) também analisaram essa questão. Comparando atividades extrativistas e agricultura na região do Rio Negro/Amazonas, a soma do potencial econômico da extração de piaçaba, sorva e seringueira supera o da farinha de mandioca.

Nesse mesmo sentido, Anderson (1992) comparou três estratégias de uso da terra na Amazônia: o extrativismo, a agrossilvicultura extensiva e a agrossilvicultura intensiva. Concluiu que a agrossilvicultura intensiva tem maior retorno financeiro por pessoa, porém requer investimentos muito maiores.

Hecht (1992), avaliando o retorno financeiro de uma área de 300 ha explorados de três formas distintas no Acre (agricultura, pecuária e extrativismo), ao longo de 15 anos, chegou a melhores resultados com o extrativismo.

Balick & Mendelsohn (1991) desenvolveram uma metodologia para quantificar o valor de florestas manejadas como fonte de remédios tradicionais em áreas florestais com diferentes situações geográficas e idades e concluíram que o manejo desses recursos pode resultar em valores econômicos maiores que os da agricultura.

Nem todos concordam com essa visão. Browder (1992) questionou o caráter indefinido dado à autossustentabilidade das reservas e enfatizou os métodos diferenciados de análise econômica das atividades na Amazônia.

Salafsky et al. (1993), em trabalhos realizados na Guatemala e Indonésia, concluíram que apesar de poder desempenhar um papel significativo na preservação das florestas tropicais, como parte de um espectro mais amplo de uso da terra, a efetividade da autossustentabilidade é altamente dependente das condições ecológicas, socioeconômicas e políticas existentes.

Homma (1993) levantou dúvidas quanto à viabilidade de exploração econômica do extrativismo a médio e longo prazos e questionou algumas afirmações no tocante à sustentabilidade da atividade extrativista.

As reservas extrativistas, no entanto, devem ser encaradas não somente sob o enfoque conservacionista e ambiental. Não se deve perder de vista as origens do movimento dos seringueiros, que está inserido num contexto de luta de classes, segundo Menezes (1989). A solução dos seus problemas e a autonomia do usufruto dos recursos que exploram passam primeiro, e necessariamente, pela regularização fundiária, em seu favor, das terras que ocupam ou venham a ocupar, respeitada a forma como vem se dando tradicionalmente. O componente ecológico desse processo é na verdade, subjacente à questão fundiária, e o atendimento ao primeiro depende de como esta última é equacionada.

Após a criação das reservas extrativistas, alguns trabalhos foram ou estão sendo feitos com a finalidade de obter maiores dados técnicos e econômicos da atividade extrativista, visando atender uma de suas necessidades, que é a da formulação de propostas viáveis para a sua sustentabilidade social, econômica e ecológica. Trabalhos como os de Kainer & Duryea (1992) e Pinard (1993) procuraram apresentar os dados iniciais do conhecimento do aproveitamento dos recursos naturais na Reserva Extrativista Cachoeira, no Acre, e o trabalho de Brown et al. (1994) avaliou o estoque de carbono e uso da terra na Reserva Extrativista Chico Mendes, também no Acre.

Caracterização da Reserva Extrativista Chico Mendes

A Reserva Extrativista Chico Mendes foi criada em 1990, por meio do decreto nº 99.144, de 12 de março. Sua extensão territorial é de 970.570 ha, abrangendo cinco municípios do estado do Acre: Rio Branco, Xapuri, Brasileia, Sena Madureira e Assis Brasil. É recortada por tributários do rio Acre em sua maior parte e, na porção mais oriental, pela bacia do rio Iaco. As características de vegetação, solos, relevo e clima assemelham-se aos descritos para o estado, por Imac (1991).

Sua área é dividida em 79 imóveis, conforme dados da Assessoria de Planejamento do Estado do Acre, de 1992, cujas denominações não coincidem totalmente com os nomes dados pelos seringueiros. Antigos nomes de fazendas continuam sendo os de seringais: por exemplo, Agropecuária Independência é conhecida hoje como parte do seringal Independência. Outros foram alterados: por exemplo, a área da antiga Fazenda União é conhecida hoje como parte do Seringal São Francisco do Iracema, a antiga Fazenda Alvorada é conhecida atualmente como Seringal Dois Irmãos e as Fazendas Santa Angélica, Santa Barbára e Santa Cecília também fazem parte do Seringal Independência.

Devido a problemas de registro, a soma das áreas dos antigos imóveis não coincide com a área total da reserva (943.880ha) e também o número de seringais (91 seringais) não coincide com o relatado em CNS (1992a).

Vegetação

Conforme Imac (1991), há predomínio de floresta tropical aberta, subdividida em floresta tropical aberta com bambu (do gênero *Guadua*), floresta tropical aberta com palmeiras e áreas de floresta tropical densa.

Os seringueiros utilizam outra denominação. Eles dividem a vegetação da reserva em "mata de terra firme" (que predomina, encontrada em área não inundável), "mata de igapó" (encontrada em área inundável, próximo às margens de rios ou lagos) e "mata de restinga" (onde a vegetação se apresenta mais aberta, com maior número de árvores pequenas). Além disso, eles reconhecem que parte da floresta tem a predominância da "taboca", do gênero *Guadua*, que forma um emaranhado de difícil penetração devido aos espinhos encontrados nos nós da planta.

Outro tipo de vegetação reconhecido pelos seringueiros são "igapós com palmeiras", regiões mais baixas, inundáveis, onde se encontram palmeiras conhecidas por açaizeiro (*Euterpe precatoria* Mart.) e pachiúba (*Iriartea deltoidea* Ruiz & Pavon) em maiores concentrações.

Solos e relevo

Os solos predominantes, segundo Imac (1991) são o Podzólico Vermelho Amarelo (PVA eutrófico e PVA álico) e o Hidromórfico Gleyzado Eutrófico (normalmente nas margens dos rios).

O relevo é composto por planalto rebaixado da Amazônia ocidental e a depressão do rio Acre e Javari. É caracterizado por uma plataforma regular, em vários locais ondulado, sem formação rochosa. A altitude varia entre 100 e 200 m acima do nível do mar.

Em alguns lugares da reserva observa-se a presença de aglomerados ferrugínicos, denominados "canga", que se constituem na única opção de pedra no Estado.

Clima

A Reserva Chico Mendes está em área de clima quente e muito úmido, com temperatura média anual em torno de 24°C (Imac, 1991).

O trimestre mais quente vai de setembro a novembro, com média das temperaturas máximas de 38°C, e o trimestre mais frio vai de junho a agosto, com média das mínimas de 16°C. A precipitação anual está em torno de 2000 mm, sendo que no trimestre mais chuvoso (janeiro a março) alcança 800 mm e no trimestre mais seco (junho a agosto) alcança média de 150 mm. Há ocorrência de estiagem de até trinta dias.

É um clima bem definido. Os seringueiros chamam "inverno" o período das chuvas e "verão" o período da seca.

As atividades extrativistas e agrícolas seguem religiosamente essa divisão. O corte da seringa é feito no "verão", parando no "inverno", quando se inicia a coleta de castanha. Para o preparo da área de cultivo, a derrubada e a queimada são realizadas no "verão", e o plantio, no "inverno".

População

Dispõe-se de dados conflitantes acerca da população da reserva. O relatório de CNS (1992a) indicou a existência de três mil famílias; no entanto, CNS (1992b) afirmou que a reserva possui 1.838 famílias, com cerca de 12.017 habitantes. Os seringueiros também atribuem números diferentes, que variam de cerca de duas mil a mais de quatro mil famílias.

Ainda segundo CNS (1992b) o número de famílias está assim distribuído por município: Assis Brasil, com 320 famílias; Brasileia, 370; Rio Branco, 110; Sena Madureira, trezentas e Xapuri, com 738.

A população na sua maioria é jovem, com cerca de 58% de zero a 17 anos; 14% de 18 a 26; 9,5% de 27 a 35; 7,0% de 36 a 44; 5% de 45 a 53, 2% de 54 a 62 e o restante (4,5%) maior de 62 anos.

O número de casados é muito superior ao de solteiros e viúvos, indicando que a organização familiar tem função importante na divisão social do trabalho. O sexo feminino é superior ao masculino (54,3% a 45,7%). O número médio de dependentes por família é de sete.

Segundo CNS (1992a) a população nas reservas é uma mistura étnica de índios, caboclos e nordestinos, sendo 95% acreana.

Mobilidade na reserva

Segundo o CNS (1992A), a população seringueira tem feito um movimento migratório tanto no sentido da floresta para a cidade como da cidade para a floresta, e ainda tem mantido um movimento interno de mobilidade de um seringal para outro, representando 16% do número de famílias.

As causas dessa mobilidade variam, porém o motivo mais alegado foi a busca de melhores condições de vida, influenciado por fatores como seringueiras com baixa produtividade, escassez de caça, regularização fundiária, acesso à educação e saúde, vias de acesso e comercialização.

Segundo o CNS (1992b), a mobilidade no sentido cidade-floresta é decorrente da falta de boas condições de vida na cidade, como por exemplo, falta de emprego, de escola para filhos, violência urbana e outros. Os seringueiros que foram à Bolívia retornaram à reserva devido principalmente à situação do preço da borracha, exploração pelo marreteiro ou patrão e discriminação pelos bolivianos.

Com relação à mobilidade dentro da reserva, constatou-se que 45% moram nela há mais de cinco anos e 40,63%, há mais de sete anos.

Ocupação das colocações

As colocações são "espaços dentro dos quais se desenvolve o conjunto das atividades para a sobrevivência dos seringueiros" (Allegretti, 1987). Na Reserva Chico Mendes existem 1.444 colocações ativas e 39 inativas (CNS, 1992b) com média de 530 ha cada. Exploram diretamente a colocação 88% dos seringueiros e 12% utilizam mão de obra de meeiro, agregado ou familiares como cunhado, irmão, sobrinho ou tio. Estão num processo acelerado de decadência 80% das colocações, o que pode ser verificado pela não existência de novas benfeitorias ou reparo nas casas há mais de oito anos.

Existe também um crescente fracionamento das colocações, com mais de uma família morando numa mesma colocação, principalmente filhos ou parentes. As colocações são divididas a partir do número de "estradas" existentes onde um mínimo de três é o exigido. Outras áreas da colocação, como pastos e roçados, são de uso comum.

A venda de colocações é frequente, quase sempre sem a existência de documentos (negociação informal). O valor da venda tem por base a floresta, o número de estradas ou de castanheiras e as benfeitorias existentes.

Os espaços e limites das colocações são marcados por rios, igarapés, estradas de seringas e castanheiras e não por cercas. Os varadouros (caminhos no meio da floresta que ligam uma colocação a outra) são de todos, mesmo que seu trajeto passe no quintal de uma casa. São limpos e conservados pelo sistema de mutirão.

Organização social na reserva

A vida nos seringais, desde a origem, foi marcada pelo isolamento e pela produção individual do seringueiro (Tocantins, 79) apoiado pelo trabalho familiar. Foi a luta pela terra, nos anos 70, em confronto com os fazendeiros do centro-sul do país, que marcou profundamente a vida política dos seringueiros, dando-lhes uma identidade e direitos conquistados (CNS, 1992a).

Os seringueiros conhecem a organização no sentido político a partir do surgimento dos sindicatos de trabalhadores rurais na região do Vale de Acre-Purus, nos anos 70 e 80. Os primeiros surgem nos anos 70, o de Brasileia surge em 1975 e o de Xapuri, em 1976. Antes dos sindicatos não houve nenhuma entidade que aglutinasse suas lutas e reivindicações.

Hoje eles têm diversas formas de organização e elas são elementos básicos para administração e funcionamento das reservas. Os seringueiros participam diretamente de cooperativas, sindicatos, associações, partidos políticos, comunidades eclesiais de base (CNS, 1992b). A maior participação é do homem, mesmo nas comissões eclesiais de base e centros comunitários, e 91,19% da população é católica.

Atividades comunitárias, como mutirões para limpeza de varadouros, roçados ou plantio e colheitas também são realizadas, motivadas pela necessidade, assim como são os "empates", liderados pelos sindicatos.

Atividade extrativista

Na Reserva Extrativista Chico Mendes, a atividade extrativista é a mais importante, atingindo o índice de 70% da atividade produtiva (CNS, 1992b), sendo o restante dividido entre agricultura e pecuária.

O produto mais retirado é o látex, seguido pela castanha. A borracha representa cerca de 73% do total da renda familiar e a castanha, 25%. Outros produtos extrativistas (frutas, óleos, resinas e palmitos) representam cerca de 2%.

a) Látex: o trabalho do corte da seringa começa logo cedo, ao amanhecer do dia, saindo por uma estrada (percurso onde se localizam as seringueiras para o corte).

> Eu via meu pai levantar de madrugada, aí me chamava: "Francisco, meu filho, tá na hora". Levantava, nós ia comer uma farofa, tal, aí eu garrava uma poronga, ele garrava um tacho, nós ia. Era bem cedo, três horas da madrugada, aí saía, s'embora.

Os depoimentos do item Atividade Extrativista são de Francisco Pereira Gomes, da Colocação Cavalo Velho, Seringal Nazaré. Estas estradas possuem um número variado de seringueiras, entre cem e duzentas árvores. Segundo os seringueiros, o número mínimo de estradas por colocação é três, para que se possa realizar o corte de uma árvore e deixá-la descansar por dois dias, antes do próximo corte.

Assim, a alternância de cortes em estradas diferentes permite que a seringueira se restabeleça.

Estrada A	**Estrada B**	**Estrada C**
1º corte ⇒	2º corte ⇒	3º corte ⇒
⇒ 4º corte ⇒	5º corte ⇒	6º corte ⇒
⇒ 7º corte ⇒	8º corte ⇒	9º corte ⇒
⇒ 10º corte ⇒	11º corte ⇒	12º corte ⇒

Uma estrada é aberta por dois seringueiros. Um fica na primeira árvore e outro na seguinte. Com gritos ou assoprando uma garrafa, o *toqueiro* permite ao outro seringueiro localizar-se e abrir uma picada. A orientação do galho principal do último pé de seringa indica a direção na qual se encontra o próximo pé. Isso é atribuindo à ideia de que as sementes dispersas a partir desses galhos encontrarão condições mais favoráveis de germinação, por estarem situadas fora da sombra da árvore-mãe (Emperaire & Delavaux, 1992). Uma estrada é constituída de diferentes elementos, segundo os mesmos autores:

- *espigão ou estirão*: caminho de acesso à estrada, liga a colocação ao *rodo;*
- *rodo*: a volta principal da estrada;
- *feche ou boca*: o ponto de encontro do espigão e do rodo;
- *oito*: pequena volta, interna ou externa ao rodo, passando por algumas árvores;
- *manga*: árvores localizadas fora do rodo, acessíveis por um trecho simples.

O tamanho da estrada varia conforme a localização e o número de seringueiras. Uma estrada, no conceito dos seringueiros, tem que ter uma quantidade de seringueiras suficiente para o trabalho de um dia. Pode ter de cem a duzentas árvores, e a distância varia de dois a cinco km. Emperaire & Delavaux (1992) fizeram um levantamento em uma parte de uma estrada. Ligaram 47 árvores e chegaram a aproximadamente 2,5km, estendendo-se por uma superfície de mais ou menos 20 ha.

Esses dados de certa forma confirmam informações dadas pelos seringueiros e por Allegretti (1987), que estimam em cerca de trezentos ha a área necessária para uma colocação, que inclui, além das atividades extrativistas, área para agricultura e pecuária.

O corte das árvores de uma estrada dura em geral a parte da manhã. Após o almoço, é realizada a coleta do látex. Segundo CNS (1992b), 68,13% das famílias da Reserva Chico Mendes têm no horário das 12-14h o tempo para almoço e descanso.

Os equipamentos mais utilizados na extração do látex são: faca de seringa, balde, tigela, raspadeira, defumador, prensa e pedaços de madeira.

O rendimento de látex varia. Uma média estimada pelos seringueiros é de seis a dez litros por estrada por dia: "...Tem seringueira boa, enche uma tigela, né, outras dá no meio, outras dá só assim, um dedinho de leite, né?"

As seringueiras da estrada devem ter um diâmetro que lhes permita produzir adequadamente. Três palmos de circunferência (mais ou menos 20 cm de diâmetro) é o mínimo, segundo informações obtidas por Emperaire & Delavaux (1992): "...Não pode cortar ela muito fina não. A seringa pra gente cortar tem que ter uns 30 cm, mais ou menos, fina, às vezes tem gente que corta a pobrezinha, de um ano pro outro já tá morta...".

O período de corte também é respeitado. Corta-se no "verão". O período de chuva inviabiliza a extração.

> A gente começa em abril, corta abril, maio, julho, agosto. Aí setembro a gente fica assim quase sem cortar, corta algum dia, né?
>
> Na chuva não dá, não. Que às vezes a gente fecha o corte, aí desce uma chuva, aí quando a gente vai colher, tá só a água.

> Aí quando a gente amanhece, o dia tá aquela preparação chove num chove, a gente nem vai lá, vai cuidar de outro trabalho, na roça.

Depois de colhido, o látex é levado à colocação para o preparo. Na Reserva Chico Mendes, bem como em toda a Amazônia, o látex tem sido preparado de forma diferente de décadas atrás. Praticamente já não se faz mais as "pelas", grandes bolas de borracha defumada. Por sua ação prejudicial à saúde, esse processo de defumação foi substituído pela PBD (Placa Bruta Defumada), mais rápida e menos prejudicial, pois expõe o seringueiro a menores períodos de contato com a fumaça. Para coagular o látex, além de ácido acético, são utilizados látex de caxinguba (*Ficus* spp) e outras *Moraceae*. O látex é deixado coagular em bandejas. Depois é prensado para tirar o excesso de água e posto a defumar.

Placas não defumadas ou látex coagulado nas tigelas e prensado (Sernambi) também são produzidos, porém obtêm-se por eles preços mais baixos.

b) Castanha: segundo dados do CNS (1992b), cada colocação da Reserva Extrativista Chico Mendes possui em média 257 castanheiras, das quais 50% estão em produção, obtendo por safra 0,94 lata de 18 litros/castanheira, gerando um total de 125 latas/colocação/ano. A exploração da castanha absorve aproximadamente 12,5% da mão de obra familiar, na qual os homens representam 80% da força de trabalho e as mulheres, 20%. Essa produtividade não foi referendada nas visitas, pois a área não apresenta uma distribuição homogênea de castanheira.

O período de coleta de castanha vai de dezembro a março (chuva). O processo de coleta é assim constituído:

1 – limpeza e corte de árvores debaixo da projeção das copas das castanheiras.

2 – queimada

3 – coleta dos "ouriços" (frutos) e amontoa
4 – quebra dos ouriços e transporte até a colocação

Muitas vezes anda-se horas para chegar aos locais das castanheiras. As perdas podem chegar a 6,5% da produção total (CNS 1992b) devido a a) ataques de animais (cotias, macacos e outros), representando 7,4% das perdas; b) furto dos ouriços, 3,6%; c) falta de transporte, 2,6% e d) falta de armazenamento 1,5%. Esses números precisam ser revistos, pois não conferem.

O transporte e o armazenamento das castanhas têm sido melhorados devido a programas desenvolvidos pela Cooperativa Agroextrativista de Xapuri, que mantém tropas de animais e entrepostos no interior da reserva. Além disso, miniusinas de beneficiamento das castanhas ajudam na melhoria da qualidade do produto.

c) Outros produtos: dentre outros produtos extraídos da floresta, destaque deve ser dado às palmeiras. Os vinhos de açaí (*Euterpe precatoria* Mill.), de patoá (*Jessenia patoa* (Mart.) Burret) e bacaba (*Oenocarpus bacaba* Mart.) são muito consumidos. O processo de fabricação é simples: após coletados, lavam-se e deixam-se os frutos imersos em água quente; a casca e o mesocarpo ficam moles, destacando-se com facilidade da semente. Em seguida passa-se em peneira, misturando um pouco de água e depois coa-se em um pano e se adoça. O palmito de açaí e bacaba também são consumidos.

Os frutos mais coletados para consumo são cacau (*Theobroma cacao* L.), bacuri (*Rheedia macrophylla* (Mart.) Pl. & Tr.), oricuri (*Scheelea princeps* (Mart.) Karten) e murmuru (*Astrocaryum murumuru* Mart.). Com relação a resinas, o óleo de copaíba (*Copaifera reticulata* Ducke) é o mais usado, para fins medicinais.

Fibras são obtidas de várias espécies. Cestos e paneiros são feitos com o caule de cipó-titica (*Thoracocarpus bissectus*

(Vell.) Hart.) ou raiz de cipó-ambé (*Philodendron* spp). Utilizam-se também de palha de jarina (*Phytelephas macrocarpa* Ruiz & Pavón) e ubim (*Geonoma* spp). Os produtos feitos com essas fibras não são comumente comercializados, são feitos principalmente para uso familiar.

Agricultura

A agricultura é basicamente para a subsistência da família, com venda de excedente. Representa, conforme o CNS (1992b), cerca de 29% da renda familiar. As culturas principais são arroz, feijão, milho, mandioca, frutas e algumas verduras e legumes. O arroz e o milho são vendidos frequentemente e da mandioca é feita farinha que tem um comércio regular.

O processo de preparo da terra inicia-se com a derrubada da mata, a queimada e o posterior plantio. A área destinada ao plantio é denominada "roçado". Cada família prepara em média 1 - 1,5 ha de terra. O plantio é feito na época de chuva: "Planta primeiramente o milho, depois o arroz, quase junto, aí quando colhe o arroz e milho, aí vai se plantar o feijão e a roça (mandioca). Muita gente já planta logo a roça inteira e só vai plantar roça no outro ano quando a raiz tá mais fraca, pra pode trabalhar melhor".

A área derrubada é utilizada por três ou quatro anos, finalizada com a colheita da "roça" (mandioca) e deixada para "descansar" por vários anos, para nova derrubada, queimada e plantio: "A gente deixa virar capueira, quando tá com oito, nove, dez anos, já tá pronto prá roçar de novo".

Há uma relativa preferência, entre os seringueiros, de plantar em áreas de capoeira e não de mata virgem, após o período de descanso. Tal prática é fomentada pelos diversos órgãos técnicos que acompanham o trabalho nas reservas (Universidade Federal do Acre, Centro de Trabalhadores da Amazônia e Cooperativa Agroextrativista de Xapuri), pois permite um melhor aproveitamento no uso das terras e evita derrubada de novas áreas.

> A gente prefere a capueira porque a capueira dá menos trabalho pra tocá e pra derrubá, e lá onde eu morava, acolá, eu num derrubava mais mata virge, eu derrubei quando eu cheguei, mas porque não tinha outro lugar, mas depois de 10 anos eu não derrubei mais mata virge, só nas capueira. E não é mais fraca a terra não, porque todos anos nós tinha muito arroz, muito milho, muita roça, muito feijão, num achava diferença da mata virgem, não. Agora, que a mata bruta dá menos mato né, fica limpa, do que na capueira, na capueira dá muito mato, mas a gente se pensar, na mata bruta, você gasta duas horas prá derrubar uma árvore grossa, né, e na capueira, dentro de duas horas você derruba aí um monte de vara, agora, na limpa não, depois que a gente queima, aí nasce mais rápido, mas não é coisa de enfrentar a gente não. A gente zela, limpa do mesmo jeito, e nem é todas capueira que nasce mato não, agora ali onde eu morei, teve lugar que eu já tinha brocado 3 vezes num terreno só, dei a primeira vez quando era mata bruta, depois virou capueira, quando foi com 8, 10 anos, eu tornei a brocar de novo já tá lá, se o camarada precisar, acabou de brocar de novo, e todos anos dá alegria, o mesmo pedaço...

A produtividade obtida é baixa e representa atividade complementar à atividade extrativa.

Aspectos da saúde na reserva

Segundo o CNS (1992a), 75% das famílias não têm acesso aos serviços dos postos de saúde na Reserva Chico Mendes, dada a distância em que estão localizados. Esses postos são constituídos por uma casa de três cômodos (antessala, sala de atendimento e uma pequena farmácia). Possuem parco material, adquirido pela Secretaria de Estado de Saúde, para problemas de atendimento primário, como vacinas, pronto-socorro e alguns medicamentos. Existem desde 1981, dentro do Projeto Seringueiro, reivindicação antiga e que hoje funciona de uma maneira muito própria. Seringueiros escolhidos pelas próprias comunidades são treinados pelo CTA e pela Secretaria Estadual de Saúde e depois contratados pelo Estado para desenvolver trabalhos de prevenção, orientação e educação, além de atendimentos de primeiros socorros, vacinação e aplicação de soros.

O número de postos existentes na Reserva Chico Mendes é de 22, conforme o CNS (1992b). A distância percorrida em média, da colocação até o posto, é de duas horas, para 68% das pessoas. Distâncias maiores que oito horas são percorridas por 19,83 % das pessoas (CNS, 1992a) (os seringueiros referem-se à distância por unidade de tempo e não por unidade de distância). A essa dificuldade é acrescido o fato de não haver medicamentos suficientes nos postos, o atendimento não ser adequado, o horário de trabalho dos agentes de saúde não ser integral e de não serem convenientemente capacitados.

Segundo o CNS (1992b), foram detectados 18 tipos diferentes de problemas relacionados à saúde, sendo os principais gripe (para 18,67% da população); piolho (11,60%); verminose (15,57%); sarampo (6,58); micose/escabiose (7,20%); diarreia (9,55%); picadas de animais peçonhentos (5,27%); leishmaniose (4,65%); anemias (2,85%) e coqueluche (2,61%).

Os tratamentos dessas doenças variam, mas a maioria usa remédios caseiros, feitos com ervas, folhas e casca de árvores. Ainda segundo o mesmo trabalho, 75% da população compra remédios alopáticos por conta própria nas cidades ou de marreteiros e é muito grande o índice de automedicação (o índice é de 44,13%). Os curandeiros atendem a 29,54% da população, os agentes de saúde 15,84% e o restante é atendido por pais e/ou vizinhos.

As condições de saneamento são também muito precárias. Os animais domésticos são criados soltos na área próxima à casa. Todo o lixo é jogado no quintal, servindo de alimento para a criação. Não existem sanitários, as necessidades são feitas no "mato", que pode ser na floresta ou capoeira ao redor da casa ou próximo ao igarapé. A água para beber e cozinhar é retirada do igarapé, ou de uma vertente ou cacimba, mas não recebe nenhum tipo de tratamento.

4
RESULTADOS E DISCUSSÃO

Acordo firmado com o CNS para a realização do trabalho

O acordo feito com o CNS, corroborado pela Ufac e NYBG, previa:

1. *Coleta do material botânico:* a) deveria haver participação, em todas as viagens na reserva, de um seringueiro, indicado pelo CNS ou pelo Sindicato de Trabalhadores Rurais local (Brasileia ou Xapuri) que além de servir de guia, acompanharia todas as etapas do trabalho; b) proibição de levar material vegetal vivo, ou parte dele, em qualquer quantidade, oriundo da reserva; c) coleta de no máximo seis amostras por espécie vegetal, com as seguintes destinações: uma para o NYBG, uma para o pesquisador, uma para o INPA-AC e três para a Ufac, que os distribuiria para outros órgãos de pesquisas; d) todas as amostras coletadas deveriam passar por um banho em álcool comercial, para extração parcial dos compostos químicos, antes da secagem; e) a amostra a ser enviada ao NYBG deveria receber uma pulverização

com produto tóxico; f) o material coletado deveria ser depositado na PZ-Ufac, que faria posteriormente o envio às partes.

2. *Prestação de contas das atividades desenvolvidas*: ao final de cada viagem, deveria ser feito relatório técnico a ser enviado ao CNS, PZ-Ufac e NYBG.
3. *Oferecimento de cursos de capacitação:* a) para técnicos: realização de cursos de reciclagem técnica para estudantes universitários da Ufac e técnicos de diversas instituições do Estado; b) para a população seringueira: realização de cursos sobre coleta de plantas e organização de dados etnobotânicos para a comunidade seringueira.
4. *Formação de hortas de plantas medicinais*: uma deveria ser feita na PZ-Ufac e outra em um seringal dentro da reserva, de preferência junto ao posto de saúde.
5. *Retorno das informações coletadas para a população*: confecção de um manual sobre o uso popular das plantas medicinais, na Reserva Extrativista Chico Mendes, para ser distribuído aos seringueiros.

Somente depois de estabelecidos e acordados esses itens foram realizadas as viagens de campo. As pesquisas de campo seguiram metodologia citada por Forero-Pinto (1980), Amorozo & Gely (1988), Alexiades (1993) e Etkin (1993) com adaptações conforme as especificidades da reserva extrativista.

Idade e sexo dos entrevistados

A idade média dos entrevistados do sexo feminino foi de 44,8 anos, com intervalo de 28 a 78 anos. Já os de sexo masculino tiveram idade média de 47,6 anos, com intervalo de 25 a 69 anos. A média geral foi de 46,2 anos.

A faixa etária mais frequente foi a de 43-48 anos (22,64%), seguida pela de 55-60 anos (18,87%), mostrando que as atividades de curador(a), parteiro(a), benzedor(a) são exercidas por pessoas maduras, com maior experiência. O entrevistado mais novo tinha 25 anos e a faixa etária de 25-30 anos teve 7,55% de frequência. Estes números podem indicar uma natural substituição, paulatina, dos mais jovens no lugar dos mais idosos, à medida que aqueles vão adquirindo mais experiência, fruto de contato e aprendizado com estes. A frequência das idades por faixa está mostrada no quadro 3. Os nomes dos entrevistados encontram-se no apêndice V.

Quadro 3 – Faixas etárias conforme sexo dos entrevistados

Faixa etária	Sexo feminino	Sexo masculino	%
25-30	1	3	7,55
31-36	2	3	9,43
37-42	4	3	13,21
43-48	2	10	22,64
49-54	0	4	7,55
55-60	5	5	18,87
61-66	4	4	15,09
67-72	1	1	3,77
73-78	1	0	1,89
Total	20	33	100%

Dos 53 entrevistados, vinte eram do sexo feminino (37,74%) e 33 eram do sexo masculino (62,26%). Mesmo podendo haver algum desvio por parte da indicação dos seringueiros, o maior número de entrevistados do sexo masculino talvez indique percepção e conhecimentos diferentes em relação às plantas por parte dos dois sexos. Os homens tendem a ter maior conhecimento de plantas da floresta do que as mulheres, uma vez que são eles que se dedicam majoritariamente às atividades nas quais o contato com a vegetação nativa primária é mais intenso. O corte da seringa, a apanha da castanha, a derrubada da floresta, a extração de frutos de açaizeiro, bacaba e patoá e o corte de madeira para fins diversos são exemplos de atividades desempenhadas pelos homens. Já as mulheres detêm melhores conhecimentos de plantas que crescem próximas à casa, no quintal, no roçado, na horta. Isso não é regra fixa, pois existem exemplos contrários. Homens podem entender tão bem quanto as mulheres de plantas que não sejam da floresta e vice-versa.

Origem dos entrevistados

Das entrevistadas, 19 eram nascidas no Acre (95%), todas em seringais, e uma era paranaense (5%). Já dos entrevistados, 26 eram acreanos (78,78%), cinco eram amazonenses (15,15%), um era cearense (3,03%) e outro era mineiro (3,03%). Dos 53 entrevistados, 45 (84,90%) eram acreanos. Ainda que não tenham sido verificadas totalmente as informações, boa parte do número de pais dos entrevistados era originária do Nordeste, confirmando o intenso fluxo migratório que ocorreu em meados deste século. Avaliando conjuntamente a idade dos entrevistados, é possível inferir que se trata da terceira ou quarta geração de filhos dos nordestinos que se estabeleceram no Acre, junto com migrantes mais recentes de outros estados, das migrações ocorridas nos anos 70-80.

Quadro 4 – Estados de origem dos entrevistados, conforme sexo

	Acre	Amazonas	Ceará	Minas Gerais	Paraná
Sexo feminino	19	–	–	–	1
Sexo masculino	26	5	1	1	–
Total	45 (84,90%)	5 (9,43%)	1(1,88%)	1 (1,88%)	

Esses números são próximos aos dados do CNS (1992a), que afirmou que 95% da população da reserva é acreana.

Tempo de residência no local

A média de residência dos entrevistados no seringal foi de 26,8 anos. Como a média de idade foi de 46,2 anos, isso confirma a informação não sistematizada, que é a de haver migração interna, entre seringais. Muitos seringueiros nasceram e ainda continuam no mesmo seringal, mas outros fizeram mudança. Foi comum observar algumas situações de mudança de colocações ou seringais.

Mesmo assim, a média de 26,85 anos reflete um bom tempo no mesmo local, ajudando a ter mais conhecimentos sobre a flora da região. O intervalo de residência entre os entrevistados foi de dez a 59 anos. A indicação dos entrevistados pelas lideranças e comunidades locais foi precisa. Todos estavam enquadrados nos critérios levantados e o tempo de residência no local veio somente confirmar isso.

No entanto, esses dados não coincidem com os do CNS (1992a), que mostram que há uma maior mobilidade nas reservas, por motivos diversos, tendo cerca de 40% da população mudado de colocação nos sete últimos anos. Pode parecer então que as famílias dos entrevistados não apresentam tanta mobilidade, talvez influenciadas pelo papel social que desempenham na comunidade.

Grau de instrução

Os dados acerca de alfabetização dos entrevistados indicaram que 45,28% são analfabetos, 45,28% não o são e 9,44% têm pequenas noções de escrita e leitura. O índice de alfabetizados foi conseguido com base principalmente nas respostas à pergunta direta, não havendo procedimento para sua verificação ou não, salvo algumas observações que comprovaram o saber ler e escrever.

Com relação ao sexo, 50% das entrevistadas eram analfabetas, 5% tinham pequenas noções e 45% eram alfabetizadas. Entre os homens, 42,42% eram analfabetos, 9,43% tinham pequenas noções e 48,15% eram alfabetizados.

Esses números contrastam com os apresentados pelo CNS (1992a), que apresenta o número de 73% da população da reserva analfabeta, porém deve destacar-se o universo diferente de pesquisa.

Na Reserva Chico Mendes, conforme o CNS (1992b), 90% das famílias eram atendidas pelas 86 escolas localizadas na reserva. O esforço dos seringueiros, por meio do trabalho do Centro dos Trabalhadores da Amazônia (CTA), vem tendo resultados, e isso talvez explique o maior percentual de alfabetizados.

Os dados obtidos mostram que o índice de analfabetismo é maior em pessoas de maior idade. Faixas etárias mais novas têm menor índice de analfabetismo, mostrando os resultados na alfabetização de adultos nos segmentos mais novos. Isso pode colaborar na consolidação de processos de repasse de informações pela via escrita, aumentando a abrangência e eficiência.

Quadro 5 – Grau de instrução dos entrevistados, por faixa etária

Faixa etária	Analfabeto	Pequenas noções	Alfabetizado
20-30	1	–	3
31-36	1	–	4
37-42	3	–	4
43-48	5	3	4
49-54	2	–	2
55-60	5	1	4
61-66	6	1	1
67-72	1	–	1
73-78	–	–	1
Total	24 (45,28%)	5 (9,44%)	24 (45,28%)

Aprendizado: início e origem

Todos os entrevistados afirmaram que o aprendizado adquirido no uso de plantas como medicamento foi transmitido pelos pais, parentes e/ou vizinhos. Quatro deles (7,54%), disseram ainda que tiveram contato com índios, com quem complementaram a experiência. A passagem do conhecimento de pai para filho, a observação direta das atividades dos pais é a forma mais tradicional de transferência das informações. A geração anterior, na reserva, ainda não mantinha maiores contatos com o atendimento primário de saúde da rede pública, fortalecendo a necessidade do uso de produtos da floresta.

Todos também afirmaram, sem precisar a idade, que desde pequeno, ou desde criança, ou "desde que me conheço por gente" iniciaram a observação e o uso das plantas.

> Era garoto, eu nasci em 1926, cheguei aqui em 1931. Toda a vida morei em seringal. Os remédios com plantas eu aprendi com os outros. Os outros fala o remédio de fulano é bom, ái nós vai e toma. (Francisco Siqueira de Aquino, colocação Já Começa, Seringal Dois Irmãos)

> Eu conheço bastante, mas só porque a gente usa por causa de morar muito perto dessa mulher e ela tratava a gente muito com essas plantas, ela curava muita gente, ia muita gente daqui desses lados lá na casa dela prá ela ensinar e fazer remédio e ela fazia, mas agora ela tá doente, ela sofre de câncer, ela teve muito doente agora, mas ela não é tratada com remédio de farmácia não, só remédio caseiro. (Joana Manaf da Silva, colocação Pachiubal, Seringal São Francisco do Iracema)

> Eu tenho conhecimento trabalhando com meu pai, pelas matas, pelas floresta e meus próprios amigos também que a gente convive no trabalho, uns mostram uma coisa, outros mostram outra, um conhece uma coisa, eu não conheço, aquele outro conhece, isso aqui é tal, planta tal, serve prá isso aqui,

isso aí serve prá isso ou prá quilo, quer dizer que aqui a gente não vai enganar um ao outro, a gente procura ajudar o outro, quer dizer, o cara não vai te dar um veneno falando que serve prá curar uma febre, quer dizer uma quina-quina vai servir prá sua febre, o cara vai e toma tendo a certeza que vai servir mas se disser assim, não toma o leite de assacú que ele vai te prejudicar, se ele tomar, morre, aí não toma porque às vezes acontece muito. É muito melhor a gente tomar um medicamento de plantas medicinais que a gente temos aqui do que tomar um medicamento de farmácia que a gente não tem um bom conhecimento. E nós com esse conhecimento que nós temos aqui, com as plantas medicinais, a gente não vai jogar um em cima do outro. (Abdon Barros de Lima, colocação Monte Verde, Seringal Palmari)

Eu aprendi com o povo aqui da terra mesmo. Aqui do Acre. Porque quando eu aprendi e ensino para os outros. E tudo dá positivo. Que nóis mora na zona aqui do mato, o seringueiro, aí a gente ensina e geral o povo que é da gente mesmo a gente ensina. (Francisco Siqueira de Aquino, colocação Já Começa, Seringal Dois Irmãos)

Foi minha sogra que ensinou a fazê remédio. Minha vó, elas que me ensinavam. Já desde a idade de uns doze anos que elas me ensinavam. (Maria Cordeiro do Nascimento, colocação Galho, Seringal Independência)

Quem me ensinou foi minha mãe, que é filha de riograndense. (Clóvis Gomes Nogueira, colocação Japão, Seringal Albrácia)

Foi minha mãe que me ensinou a usar plantas como remédio, desde criança. (Virgílio Padilha dos Santos, colocação Nova Olinda, Seringal Independência)

Aprendi com várias pessoas. Pessoas em palestras às vezes falavam no rádio, remédio esse, remédio aquele, aí eu viajei até a casa dessas pessoas para ter uma informação com ele mais concreta de conhecimento que ele tinha com aquela planta, trazer pra plantar no terreiro, numa latinha, no canteiro, pra ter aquela planta em casa também. Com meus pais também aprendi bastante. Meu pai também era curandeiro, ainda hoje é e faz muitos remédios caseiros. Tanto caseiro como trazido da farmácia.

Também tive algumas informações com índio, com pessoas que são consideradas assim, caboclos e eles me ensinaram, eu tive graças a Deus, um interesse das outras pessoas me ajudassem às vezes sem eu precisar, sem eu conhecer quem ele sabia, ele ia falando, ensinando, indicando, como se fazia remédios, se eu sabia fazer, usar remédios caseiros, outros ensinavam orações, pra rezar em pessoas mordidas de cobra, rezar em caso de vermelha, prá ramos (derrame), contra tétano, aí eu também não perdi tempo, aprendi porque fazia parte da cura Divina, porque a gente diz assim: o curar pra que rezar, não, Jesus curou a Deus, hoje se você atravessar do Xapuri prá cá, você já vê falar no Paulo Gaudêncio, como benzedor, como uma pessoa que conhece alguma coisa.

Eu tinha a idade de 16 anos, serviu até de mangopa. Tenho 55 anos, 39 anos atrás, eu tinha 16 anos. Eu trabalhava no Seringal Boa Vista, aí meu avô tinha me ensinado a rezar prá quebrante, vento caído, peito aberto, espinhela caída, aí chegou lá uma mulher com uma criancinha que tava com quebrante e aí ficou numa base que o meu pai não tava em casa, e aí ela ficou com medo de esperar, aí eu fui e disse prá ela, doma Menina, chama-se Júlia, o nome dela, dona Júlia, não precisa ficar desesperada que eu rezo, mas quase ninguém acreditava, que eu era muito mocinho, e aí eu fui, peguei um Pinhão roxo, que é ótimo, que é pra curar quebrante é com pinhão-roxo, aí curei a criancinha dela três vezes e ela voltou pra casa com a criança sadia, era somente quebrante, e daí o povo foi tomando conhecimento que eu rezava pra alguma coisa a aí desse tempo prá cá, não mais deixei de ser procurado por pessoas tava com quebrante, tava com vento caído, tava com espinhela caída, peito aberto, vermelha, dor de cabeça, constipação, aí findei sendo procurado por uma pessoa prá me ensinar a rezar até prá malefício, caso de macumba, feitiço. Não, eu não sei fazer o feitiço, mas me ensinaram a rezar prá tirar. Prá mim só curar as pessoas que se acham enfeitiçadas. Só que foi uma parte que eu dei pouca importância, não sou muito acreditador em feitiço a aí também, mas que a oração eu decorava. (Paulo Gaudêncio, colocação Semitumba, Seringal Sibéria)

A presença de jovens que já estão adquirindo experiência no uso de plantas medicinais, associada com o fato de haver maior índice de alfabetização nas faixas etárias mais novas, pode indicar uma possibilidade de iniciar-se um trabalho educativo no sentido de repassar mais esses conhecimentos por meio dos jovens, porém calcados nas experiências dos mais idosos, com maiores possibilidades de êxito.

Espécies de uso medicinal citadas, por família, origem e processo de cultivo

No total das entrevistas, foram citadas 161 espécies vegetais, pertencentes a 62 famílias botânicas (quadro 6 e apêndice III). Das espécies amazônicas, 19 (11,80%) são cultivadas, enquanto 87 (53,03%) não o são. Somando os números, tem-se 106 espécies amazônicas. As 55 espécies restantes (35,17%) são plantas introduzidas, não amazônicas e cultivadas (figura 1).

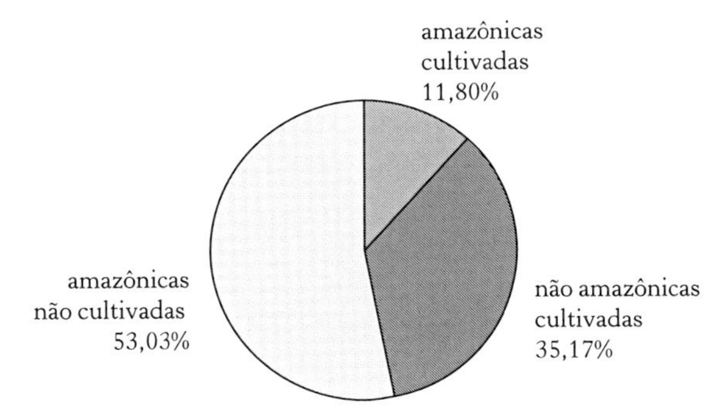

Figura 1 – Distribuição das espécies citadas, por origem e processo de cultivo

O total de plantas cultivadas representa pouco menos da metade (46,97%) do todas das espécies citadas, com resultados próximos aos encontrados por Branch & Silva (1983), em Alter do Chão, Pará, e Amorozo & Gely (1988). Isso indica um continuado processo de domesticação de plantas pelo seringueiro, culminando com o cultivo de algumas espécies. O fato de mais da metade das plantas cultivadas no Acre ser de outras regiões reflete o fluxo migratório observado nesse estado. Os nordestinos que foram à Amazônia levaram consigo, além de esperança por uma vida melhor, plantas medicinais comumente usadas em sua região. Podem ser citados como exemplo a catinga-de-mulata (*Tanacetum vulgare* L.), a losna (*Artemisia absinthium* L.), o jucá (*Caesalpinia ferrea* Mart), o mastruz (*Chenopodium ambrosioides* L.) e o capim-santo (*Cymbopogon citratus* (DC.) Stapf), conforme é atestado em Braga (1976) e Matos (1987) que relacionaram plantas medicinais do Nordeste.

O processo de conhecimento e aproveitamento dos recursos genéticos vegetais de floresta é confirmado pelo maior número de plantas amazônicas utilizadas (64,83%) do que plantas não amazônicas (35,17%). Apesar do pouco tempo de migração e mudança de ambiente, os (novos) seringueiros amoldaram-se à nova situação e souberam, num processo contínuo, conhecer e usufruir o que a natureza do local lhes oferecia.

Quadro 6 – Espécies coletadas, por família, origem e processo de cultivo

1 - Amazônica, cultivada
2 - Amazônica, não cultivada
3 - Não amazônica, cultivada

		1	2	3
AMARANTHACEAE				
Crista-de-galo	*Celosia argentea* L.	X		
AMARYLLIDACEAE				
Cebola-brava	*Eucharis cyanaeosperma* Meerow		X	

ANACARDIACEAE				
Cajazeira	*Spondia mombin* L.		X	
Cajueiro	*Anacardium occidentale* L.			X
Mangueira	*Mangifera indica* L.			X
ANNONACEAE				
Araticum cagão	*Annona montana* Macfayden	X		
Graviola	*Annona muricata* L.	X		
APIACEAE				
Chicória	*Eryngium foetidum* L.	X		
Erva-doce	*Foeniculum vulgare* P. Miller			X
APOCYNACEAE				
Carapanaúba	*Aspidosperma vargasii* A.DC.		X	
Castanha-elétrica	*Thevetia peruviana* Pers.	X		
Quina-quina	*Geissospermum sericeum* (Sagot) Benth.		X	
Sucuba	*Himatanthus sucuuba* (Spruce ex Muell. Arg.)Woodson		X	
ARACEAE				
Aninga	*Dieffenbackia* spp	X		
Cipó-ambé	*Philodendron* spp		X	
Milho-de-cobra	*Dracontium loretense* Krause		X	
ARECACEAE				
Açaizeiro	*Euterpe precatoria* Mart.		X	
Coco-da-Bahia	*Cocos nucifera* L.			X
Jacitara	*Desmoncus mitis* Mart.		X	
Jarina	*Phytelephas macrocarpa* Ruiz & Pavón		X	
Murmuru	*Astrocaryum murumuru* Mart.		X	
Oricuri	*Scheelea princeps* (Mart.) Karsten		X	
Paxiúba	*Iriartea deltoidea* Ruiz & Pavón		X	
ASTERACEAE				
Agrião/Jambú	*Acmella ciliata* (H.B.K.) Cassini	X		
Anador	*Artemisia* cf *verlotorum*			X
Assapeixe	*Vernonia* cf *albifita* Gleason		X	
Benedita	*Zinnia elegans* Jacquin			X
Boldo/Elixir	*Vernonia condensata* Baker			X
Carrapicho-agulha	*Bidens pilosa* L.		X	
Catinga-de-mulata	*Tanacetum vulgare* L.			X
Cravo-de-defunto	*Tagetes patula* L.			X
Losna	*Artemisia absinthium* L.			X

Marcela	*Egletes* spp		X	
Língua-de-vaca	*Elephantopus pseudelephantopus*		X	
BIGNONIACEAE				
Cipó-cravo	*Tynanthus* cf. *fasciculatus* Miers		X	
Marupá	*Jacaranda copaia* (Aublet) D. Don subsp. *spectabilis* (Mart ex. A.P. de Candolle) A. Gentry.		X	
Pariri	*Arrabidaea chica* (Humb. & Bonpl.) Verlot		X	
Pau-d'arco-roxo	*Tabebuia* spp		X	
Cipó-curimbó	*Tanaecium nocturnum* (Barb. Rodr.) Bur. & K. Schum.		X	
Inhuquília	*Martinella obovata* (H.B.K.) Bureau & K.Schum.		X	
BIXACEAE				
Urucum	*Bixa orellana* L.	X		
BORAGINACEAE				
Confrei	*Symphytum officinale* L.			X
BRASSICACEAE				
Couve	*Brassica oleracea* L. var. *acephala* DC.			X
BURSERACEAE				
Breu-mescla	*Protium rhynchophyllum* (Rusby) ined.		X	
Breu-vermelho	*Tetragastris cerradicola* Daly (espécie nova)		X	
CAESALPINIACEAE				
Jataí	*Hymenaea courbaril* L.		X	
Jatobá	*Hymenaea intermedia* Ducke		X	
Jucá	*Caesalpinia ferrea* Mart.			X
Copaíba	*Copaifera reticulata* Ducke		X	
Cipó-escada	*Bauhinia* spp		X	
Pata-de-paca	*Bauhinia* spp		X	
Manjirioba	*Senna occidentalis* (Linn.) Link.		X	
CAPPARIDACEAE				
Muçambê	*Cleome spinosa* Jacq.		X	
CAPRIFOLIACEAE				
Sabugueiro	*Sambucus* cf. *mexicana* C.Presl ex D.C.var. *bipinnata*	X		
	Sambucus australis Chamisso Schwerin (Schlechtendal & Chamisso) Schwerin			X

CARICACEAE				
Jaracatiá/Mamuí	*Jacaratia digitata* (P. & E.) Solms Laubach		X	
Mamoeiro	*Carica papaya* L.	X		
CECROPIACEAE				
Embaúba	*Cecropia* cf *polystachya* Trécul		X	
CHENOPODIACEAE				
Mastruz	*Chenopodium ambrosioides* L.			X
CLUSIACEAE				
Lacre	*Vismia guianensis* (Aubl.) Choisy		X	
CONVOLVULACEAE				
Batata-de-purga/Batatão	*Operculina hamiltonii* (Vahl) Austin & Staples	X		
COSTACEAE				
Orelha-de-anta/Orelha--de-onça	*Costus scaber* R. & P.		X	
CRASSULACEAE				
Corama	*Kalanchoe pinnata* (Lamarck) Persoon			X
CUCURBITACEAE				
Aboboreira	*Cucurbita pepo* L.			X
Buchinha	*Luffa operculata* (L.) Cogniaux	X		
Maxixe	*Cucumis anguria* L.			X
Melancia	*Citrullus lanatus* (Thunb.) Matsumura & Nakai			X
Melão de São Caetano	*Momordica charantia* L.		X	
CYPERACEAE				
Tiririca	*Cyperus* spp		X	
EUPHORBIACEAE				
Açacu	*Hura creptans* L.		X	
Mamona	*Ricinus communis* L.			X
Pinhão-branco	*Jatropha curcas* L.			X
Pinhão-roxo	*Jatropha gossypifolia* L.			X
Quebra-pedra	*Phyllanthus* cf *niruri* L.		X	
Seringueira	*Hevea brasiliensis* (Willd.ex Adr.Juss.)M.Arg.		X	
FABACEAE				
Cumarú-de-cheiro	*Torresea acreana* Ducke		X	
Mulungu	*Erythrina* spp		X	
Tachi-preto	*Tachigali rusbyi* Harms		X	

IRIDACEAE				
Marupari	*Eleutherine bulbosa* (Mill.) Urban	X		
ICACINACEAE				
Surucuína	*Humirianthera* cf *ampla* (Miers) Baehni		X	
LAMIACEAE				
Alecrim	*Rosmarinus officinalis* L.			X
Alevante	*Mentha* cf *citrata* Ehrhart			X
Alfavaca	*Ocimum campechianum* Mill.	X		
Hortelã	*Mentha x piperita* L.			X
Malvarisco	*Coleus amboinicus* Lour.			X
Melhoral	*Coleus barbatus* L.			X
Oriza	*Pogostemon heyneanus* Benth.			X
Poejo	*Mentha pulegium* L.			X
Rubim	*Leonurus sibiricus* L.		X	
Trevo-roxo/Hortelã-Roxa	*Scutellaria agrestis* St. Hil. ex Benth.			X
Vick	*Mentha* cf *arvensis* L.			X
LAURACEAE				
Abacateiro	*Persea americana* Mill.			X
Canelão	*Aniba canelilla* (H.B.K.) Mez		X	
LECYTHIDACEAE				
Castanheira	*Bertholletia excelsa* Humb. & Bonpl.		X	
LILIACEAE				
Alho	*Allium sativum* L.			X
Milindro	*Asparagus* spp			X
MALVACEAE				
Algodoeiro	*Gossypium barbadense* L.	X		
Quiabo	*Abelmoschus esculentus* (L.) Moench			X
Relógio	*Sida rhombifolia* L.		X	
Vinagreira	*Hibiscus sabdariffa* L.			X
MELIACEAE				
Aguano	*Swietenia macrophylla* King		X	
Andiroba	*Carapa guianensis* Aublet		X	
Cedro	*Cedrela odorata* L.		X	

MORACEAE				
Caucho	*Castilla ulei* Warburg		X	
Caxinguba	*Ficus* spp		X	
Gameleira	*Ficus* spp		X	
Tatajuba	*Maclura tinctoria* (L.) D. Don ex Stend		X	
MUSACEAE				
Banana-roxa	*Musa* spp			X
MYRTACEAE				
Goiabeira	*Psidium guajava* L.			X
MYRISTICACEAE				
Sangue-de-boi	*Iryanthera juruensis* Warburg		X	
NYCTAGINACEAE				
João-mole	*Guapira* spp		X	
Bonina	*Mirabilis jalapa* L.			X
PASSIFLORACEAE				
Maracujá	*Passiflora edulis* Sims			X
PEDALIACEAE				
Gergelim	*Sesamum indicum* L.			X
PHYTOLACCACEAE				
Tipi	*Petiveria aliacea* L.	X		
PIPERACEAE				
Capeba	*Pothomorphe peltata* (L.) Miq.		X	
Erva-de-jaboti	*Peperomia pellucida* (L.) H.B.K.		X	
João-brandim	*Piper* spp		X	
Óleo-elético	*Piper callosum* H.B.K.		X	
Pimenta-longa	*Piper* spp		X	
POACEAE				
Cana	*Saccharum officinarum* L.			X
Capim-santo	*Cymbopogon citratus* (DC.) Stapf			X
Milho	*Zea mays* L.			X
Sapé	*Imperata brasiliensis* Trin.		X	
Taboca	*Guadua* spp		X	
POLYGALACEAE				
Benguê	*Polygala acuminata* Willdenow		X	
PORTULACACEAE				
Amor-crescído	*Portulaca pilosa* L.			X

Manjogomes	*Talinum triangulare* (Jacquin) Willdenow	X		
	Talinum paniculatum (Jacquin) Gaertner		X	
RUBIACEAE				
Genipapo	*Genipa americana* L.		X	
Unha-de-gato	*Uncaria guianensis* (Aublet) Gmelin		X	
Valmoura	*Hamelia patens* Jacq.		X	
Vick	*Faramea corymbosa* Aublet		X	
Pariquina	*Chomelia paniculata* (DC.) Steyerm.		X	
RUTACEAE				
Lima	*Citrus aurantifolia* (Christm.) Swingle			X
Limão	*Citrus limon* (L.) Burm.			X
Matapira	*Galipea longiflora* Krause		X	
Tangerina	*Citrus reticulata* Blanco			X
SCROPHULARIACEAE				
Vassourinha	*Scoparia dulcis* L.		X	
SMILACACEAE				
Cipó 3 quinas	*Smilax* spp		X	
SOLANACEAE				
Camapu	*Physalis pubescens* L.		X	
Fumo	*Nicotiana tabacum* L.	X		
Jurubeba	*Solanum* spp		X	
Manacá	*Brunfelsia grandiflora* D. Don		X	
Tomateiro	*Lycopersicon esculentum* Mill.			X
Velame	*Solanum placitum* C. Morton		X	
STERCULIACEAE				
Cacau	*Theobroma cacao* L.		X	
URTICACEAE				
Cansanção	*Urera* spp		X	
Urtiga	*Laportea aestuans* (L.) Chew.		X	
VERBENACEAE				
Camará	*Lantana camara* L.		X	
Carmelitana	*Lippia alba* (Mill.) N.E.Br.			X
Cidreira	*Lippia alba* (Mill.) N.E.Br.			X
Rinchão	*Stachytarpheta cayennensis* (Richard) Vahl		X	

VOCHYSIACEAE				
Catuaba	*Qualea tessmannii* Mildbr.		X	
ZINGIBERACEAE				
Gengibre	*Zingiber officinalis* Roscoe			X
Açafroa	*Curcuma longa* L.			X
PTERIDOPHYTA				
Barba-de-leão	*Trichipteris procera* (Willd) Tryon (Cyatheaceae)		X	
Guaribinha/Rabo--de-guariba	*Phlebodium decumanum* (Willd.) J.Smith (Polypodiaceae)		X	
Pluma-da-mata/Pluma--de-paca	*Adiantum latifolium* Lam. (Adiantaceae)		X	

Hábito das plantas

Os hábitos das plantas coletadas estão apresentados a seguir:

Arbóreo	58 (36,48%)
Arbustivo	27 (16,98%)
Subarbustivo	19 (11,95%)
Herbáceo	44 (27,67%)
Trepador	10 (6,29%)
Epífito	01 (0,63%)

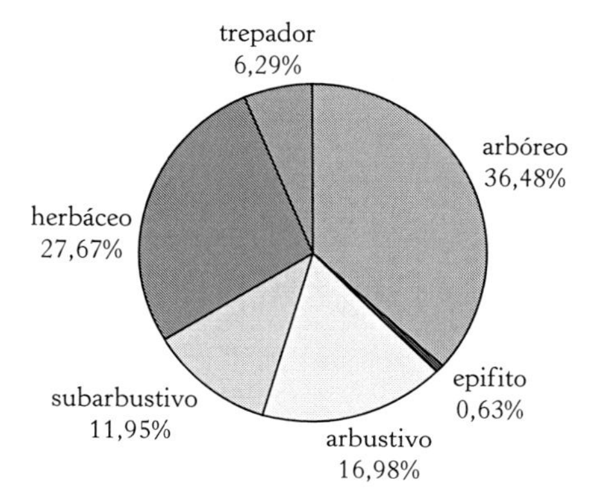

Figura 2 – Hábitos das plantas coletadas, em percentagem

Há representantes vegetais de quase todos os hábitos, mostrando que plantas de todos os estratos da floresta são usadas como medicamento, conforme também é apresentado por Amorozo & Gely (1988) em Barcarena, Pará. Isso indica um profundo conhecimento da flora local por parte da população e também pode servir de referencial no manejo sustentável de espécies medicinais.

Partes da planta empregada no preparo dos medicamentos

A folha (31,63%) é a parte mais utilizada, seguida pela casca (17,34%), raiz (7,65%), caule (6,12%), flor (6,12%), semente (6,12%), ramo (5,61%), fruto (5,10%), planta inteira (4,59%), látex (4,59%), resina e gema, ambas com 2,55%. Ainda que não tenham sidos verificados esses dados em outros trabalhos, as partes usadas das plantas, particularmente das plantas nativas, podem sugerir estratégias de manejo diferenciadas, incluindo a análise do hábito e de fenologia das espécies. Posey (1984) e Irvine (1989) apresentaram também resultados de manejo de diversas plantas amazônicas, incluindo as medicinais.

As partes usadas pelos seringueiros estão bastante ligadas à compreensão deles de substâncias ativas. O cheiro de muitas folhas é "fedido" ou elas têm cheiro desagradável, como mastruz e malvarisco; outras que são "cheirosas" ou de cheiro agradável, como hortelã e capeba, contêm óleos essenciais. As partes mais suculentas, como no caso de surucuína (xilopódio), erva-de-jaboti (folha), confrei (folha), couve (folha) e manjogomes (folha), são usadas como emplastro, devido à presença de mucilagens.

Substâncias "travosas" estão presentes em folhas (goiaba) e cascas (cajueiro, castanheira) indicando presença de taninos.

O látex é usado diretamente (uso tópico) para feridas, inflamações e dor de dente e a resina pode ser usada diretamente (copaíba) ou em defumação. As partes das plantas utilizadas no preparo dos medicamentos, em percentagem, estão apresentadas no quadro 7.

Quadro 7 – Parte da planta usada, em percentagem

Parte usada da planta	**%**
Raiz	7,65
Caule (inclui rizoma, bulbo, tubérculo, xilopódio)	6,12
Folha	31,63
Flor	6,12
Fruto	5,10
Semente	6,12
Ramo	5,61
Planta inteira	4,59
Casca	17,34
Resina	2,55
Látex	4,59
Gema	2,55
Total	**99,97%**

Rezas e cantigas para benzedura

A associação de rezas e cantigas na benzedura para processo de cura é frequente. Faz parte da cultura de diversos povos de todas as regiões brasileiras e outros países latinos e africanos conforme Schultes (1984) e Schultes (1988). Junto com as rezas são utilizadas plantas. As usadas com maior frequência foram vassourinha (*Scoparia dulcis*), pinhão-branco (*Jatropha curcas*), pinhão-roxo (*Jatropha gossypifolia*) e alfavaca (*Ocimum campechianum*). Ramos dessas plantas são molhados em uma solução de água e sal de cozinha e feitos vários "sinais da cruz" enquanto se reza. Schultes & Raffauf (1992), em trabalho realizado com os índios de diversas tribos colombianas, mostraram também associações de rezas e cantigas com plantas para a cura de doenças, confirmando trabalho de Camargo (1985), que também verificou componentes indígenas e africanos nos rituais de cura do Brasil.

As rezas registradas foram:

> Jesus Cristo curador do mundo com seu manto azul, todo mal ele curou.
>
> Arca, espinhela e campainha. E eu com os poderes de Deus e da Virgem
>
> Maria eu curo a minha.

Esta reza, citada por Júlio Nicolau, da Colocação 27 de setembro, Seringal Nova Esperança, é usada para casos de espinhela, arca ou campainha. Após a reza, são feitos três movimentos semelhantes à barra, até o queixo, ou levanta-se o paciente pelas costas e depois se reza um *Pai Nosso* e três *Ave-Marias*.

Outra reza foi citada por Virgílio Coelho, do Seringal Independência, para espantar cobra:

> São Bento, água benta, Jesus Cristo no altar, todo bicho peçonhento que tiver no meu caminho arrede prá eu passar.

Raimundo Souza dos Santos, do Seringal Porvir Novo, mostrou esta reza para evitar desastres:

> Deus na frente
> Paz na guia
> Estou acompanhando com
> Deus e Virgem Maria,
> Com as armas de São Jorge
> eu estou armado
> Não serei preso nem condenado

Nem do maldito tomado
Nem has de ver meu sangue derramado.
Andarei de dia e de noite
Assim que nem Nossa Senhora
andou de Belém a Jerusalém
Senhor Paz, Amor, Amém.

Também é do Sr. Raimundo Souza dos Santos a reza para dor de dente:

Andava José e João
pelo Rio de Jordão.
José sentou-se
e João perguntou:
Que é que tu tens, José?
– Dor de dente.
Livre e são se tiver no tutano,
venha para o osso,
do osso venha para a carne,
da carne venha prá pele,
da pele prás ondas do mar
sagrado sem fim.

Esta reza é feita com o polegar do rezador em cima do dente doído.

A utilização de plantas de rituais de povos africanos em rezas de origem católica evidencia a influência que os negros tiveram nos antecessores dos seringueiros, de origem nordestina, ou ainda nos caboclos amazônicos. Também reforça a forte influência católica nas comunidades, confirmando dados do CNS (1992b) que afirmou ser de 91,19% a opção religiosa católica entre os seringueiros. Rituais utilizando plantas alucinógenas não foram observados. O uso do "Santo Daime", prática oriunda dos índios da região, observado em um dos entrevistados, não tinha objetivo de cura.

Ambientes explorados, domesticação e intercâmbio de plantas

A rica diversidade vegetal, o contato com povos indígenas da região, os costumes trazidos pelos antecessores nordestinos e outros migrantes, o aprendizado com parentes, vizinhos e o intercâmbio de plantas fez com que se estabelecesse uma situação muito particular no uso dos recursos vegetais na reserva extrativista. A maior parte das plantas utilizadas é oriunda da própria floresta nativa e está associada à forma extrativista de se manter economicamente. O acesso, a coleta desse material dá-se diretamente nos seus ambientes de ocorrência natural. Não é preciso plantar, ter perto de casa muitas dessas plantas, basta ir coletar na floresta, hábito oriundo dos indígenas. Os seringueiros têm identificados os locais onde encontram tais plantas, para maior facilidade quando houver necessidade de obtê-las: "Não é difícil encontrar copaíba na mata. Só não tem aqui, mas ali embaixo tem, na casa do Raimundo tem também" (Jerôncio Rodrigues da Silva, Colocação Guariúba, Seringal Filipinas).

Quando não é planta arbórea, as plantas são localizadas por alguns referenciais físicos, geográficos, como "ao longo dos varadores e perto do roçado".

Muitas plantas nativas estão em processo de domesticação. Cajazeira, castanheira, cedro, araticum, murmuru, oricuri são alguns exemplos de plantas arbóreas que já começam a ser plantadas perto das casas ou são mantidas quando ocorre a derrubada para instalação inicial da casa ou para a agricultura.

Plantas arbóreas pioneiras, ocorrentes em áreas desmatadas ou nas bordas de floresta, como o lacre e a embaúba, são deixadas, mesmo quando há a necessidade de roçar a área. Plantas herbáceas ou arbustivas também estão em processo de domesticação. Castanha-elétrica, urucum, batata-de-purga, alfavaca, algodoeiro, inhuquilia, pariri, marupari, chicória, agrião, crista-de-galo são cultivadas nos quintais ou jardins das casas: "Aquele pariri fui eu que plantei lá. Este outro pé quando chegamos já tinha, já tinha plantado na casa, alguém plantou" (João Ferreira da Silva, colocação Santa Maria, Seringal Porangaba).

Outras plantas ocorrem espontaneamente em áreas que sofreram pressão antrópica. O benguê, a língua-de-vaca, o carrapicho-agulha ocorrem com grande frequência nas áreas mais iluminadas ao longo dos varadores ou estradas. Já o camará, rinchão, assa-peixe, sapé, goiabeira, relógio, unha-de-gato, vassourinha, guaribinha são encontradas em pastos ou capoeiras novas: "A língua-de-vaca, muitas vezes esse do campo a gente não usa, por causa do piso dos animais, ou o animal urina por lá encostada ou defeca naquela planta, já fica afetada. A gente somente usa mais trazida do roçado" (Paulo Gaudêncio, Colocação Semitumba, Seringal Sibéria).

Nas proximidades das casas, as plantas espontâneas mais comuns foram erva-de-jaboti, agrião, muçambê, chicória, rubim, tipi, urtiga, indicando as espécies que algum dia foram plantadas e acabaram por tornar-se ruderais: "A chicória não é planta da mata, é de casa, na mata não tem chicória não, a gente planta e espalha, espalha muito" (João Almeida de Melo, Colocação Santa Maria, Seringal Porangaba).

Já nas áreas destinadas ao roçado, logo nos primeiros anos, as espécies mais encontradas foram: capeba, manjogomes, melão-de-são caetano, camapu e quebra-pedra. As plantas não amazônicas, todas cultivadas, o são principalmente nas áreas destinadas à agricultura, como maxixe, melancia, mamona, banana-roxa, maracujá, gergelim e cana. Sempre perto das casas, áreas contíguas ao roçado são destinadas aos "legumes" (designação dada às espécies olerícolas), e com eles são cultivadas espécies medicinais, como o malvarisco, erva-doce, anador, benedita (que também é cultivada como ornamental), couve e alho. Outras espécies são cultivadas em pequenas hortas ou jardins, como anador, capim-santo, boldo, catinga-de-mulata, cravo-de-defunto, losna, confrei, mastruz, corama, pinhão-roxo, pinhão-branco, alevante, oriza, poeja, trevo-roxo, vick, milindro, bonina, amor-crescido, arruda, tomateiro, carmelitana, cidreira, gengibre e açafroa. Muitas delas são cultivadas em latas, potes, bacias ou outro recipiente: "O mastruz, uma planta que a gente planta no terreiro, em volta da casa, já previsando essas coisas" (Francisco Siqueira de Aquino, colocação Já Começa, Seringal Dois Irmãos). "O senhor pode pegar a latinha lá, de milindro?" (Maria Gomes de Souza, colocação Cova da Onça, Seringal Sibéria).

As plantas arbóreas exóticas são cultivadas próximo às casas. Mangueiras, laranjeiras, limeiras, limoeiros, cajueiros, coqueiros, abacateiros, tangerineiras são cultivadas também para o aproveitamento das frutas. Já o jucá tem uso exclusivamente medicinal.

A domesticação das espécies está ligada ao ambiente explorado e à necessidade de uso das plantas. Plantas usadas para problemas mais usuais estão mais perto das casas, normalmente cultivadas ou em processo de domesticação. Todas as espécies exóticas independentemente do uso ou hábito foram também plantadas perto das casas, em diversos ambientes, como quintais, roçados, pomares ou em vasos.

As plantas amazônicas domesticadas (ou em processo de) representam 11,80% do total das espécies. Isso ocorre à medida que vai havendo necessidade de ter as plantas por perto para uso. Em vez de ter que procurar na floresta, o seringueiro plantou-as perto de sua casa. Mesmo assim a maior parte das espécies amazônicas não está domesticada, ficando ainda em seus ambientes originais. Mantendo-se a floresta em suas condições originais e o uso das espécies restrito às necessidades das comunidades, as espécies amazônicas não domesticadas continuarão em seus locais naturais.

Por amizade, parentesco ou mesmo necessidade, o intercâmbio de plantas é forte, principalmente com as plantas de menor porte, que são mais fáceis de ser transportadas. Mudas em latinhas, em sacos plásticos, pedaços de ramos, estacas, sementes guardadas são as maneiras mais comuns de troca de plantas. Mesmo material seco, para uso, é dado para outros seringueiros.

> Nós passamos a plantar o muçambê, trazer de outros lugares para plantar e espalhou por aqui. E daí já várias pessoas tem levado prá casa delas. (Paulo Gaudêncio, Colocação Semitumba, Seringal Sibéria)

> Eu morava onde mora o seo Benjamim. Era eu mais meu esposo e meus filhos. Aí ele vendeu e fomos lá em Altalira. Ali, aquela horta, será que ainda tem aquela horta? Ali era bem feitinho, tinha verdura, tinha tudo. Não sei se ainda tem uma rama da folha redonda, a inhuquília, será que ainda tem? Vocês viram? Que ficava trepada na cerca? (Maria Almeida de Melo, Colocação Santa Maria, Seringal Porangaba)

> Consegui esta muda de hortelã, foi um paranaense, lá da colônia, eu fui na casa dele e vi essa planta e trouxe um pezinho prá mim. (Carmosina Altina de Assis, Colocação Dois Irmãos, Seringal Porangaba)

> Não, eu não tenho cabacinha, tem aqui na frente, na casa de uma vizinha, fica prá cá. (Abdon Barros de Lima, Colocação Monte Verde, Seringal Palmari)

> Eu sei onde tem um pezinho de sabugueiro, mas é longe, lá na Pindaquara. (Maria Pereira de Araújo, Colocação Massapê, Seringal Nova Esperança)

Essas informações são importantes, complementando outras informações já citadas anteriormente para a formulação de uma tecnologia de manejo dos recursos vegetais na reserva extrativista. Espécies de capoiera (floresta secundária) terão técnicas diferentes das espécies de floresta primária, assim como, dependendo da intensidade de uso (extração) das espécies, poderá haver necessidade de reposição ou enriquecimento das áreas utilizadas.

Aspectos culturais na identificação das plantas

Os seringueiros, ao longo dos anos habitando a floresta, desenvolveram uma capacidade muito própria de identificar as plantas. Ela inclui observações de aspectos morfológicos, químicos, de uso e ecológicos. Essa atividade é utilizada para busca de plantas na floresta e indicação delas para outras pessoas. Muitos deles desenvolveram enormemente essa capacidade, tornando-se conhecedores profundos dos segredos da floresta. Essas informações são valiosas para estudos taxonômicos, ecológicos e químicos a serem realizados posteriormente, indicando detalhes morfológicos, de composição dos metabólitos das plantas, ambientes encontrados e manejo:

> Tem também a barba-de-leão, debaixo do igarapé. (Maria Chagas de Lima, Colocação Guariúba, Seringal Filipinas)

> Tem a capeba que eu trouxe um pé lá de dentro da capoeira. (Francisco Gomes Pereira, Colocação Cavalo Velho, Seringal Nazaré)

> A guaribinha está aí, presa no oricuri, ela é assim um tipo de piolho de preguiça, ela é um trem que alastra daquele jeito. Ela é toda peluda. (Paulo Gaudêncio, Colocação Semitumba, Seringal Sibéria)

> É porque tem a pluma do mato, que todo mundo conhece, né? (Edison Ribeiro de Melo, Colocação Santa Maria, Seringal Boa Vista)

> Esse aqui é o hortelã que eu falei, esse não dá flor. (Carmosina Altina Assis, Colocação Dois Irmãos, Seringal Porangaba)

A açafroa parece um pé de gengibre, só que a folha é maior. Tem a batatinha amarela. (Maria de Almeida Melo, Colocação Santa Maria, Seringal Porangaba)

O amor-crescido é quase como a onze horas, mas a florzinha dele é bem pequenina, vermelhinha, não é como a onze horas, a onze horas a flor é grande. E o amor crescido é das florzinha bem miudinha e as folhas redondinhas. Não é planta que dá na mata. (Maria Gomes de Souza, Colocação Cova da Onça, Seringal Sibéria)

A batata-de-purga, uns chama de batatão, ela é de rama. A flor dela é amarela, dá uma semente, três carocinhos. Depois que ela faz o fruto, as pétalas ficam sequinhas e a folha é como de batata doce. (Paulo Gaudêncio, Colocação Semitumba, Seringal Sibéria)

A caixinha da alfavaca tem quatro sementes. (Paulo Gaudêncio, Colocação Semituemba, Seringal Sibéria)

A buchinha é em rama também, ela fica assim ramada. A gente planta a sementezinha, aí elas nascem, ficam enramadas, aí dá umas frutinhas assim, por fora é capa e por dentro é assim como uma espumazinha, como uma bucha, uma buchinha branca depois de seca. A semente cai pelo buraquinho na ponta. (Maria de Almeida Melo, Colocação Santa Maria, Seringal Porangaba)

Prá mulher quando descansa e que não se desocupa logo, é uma beleza! Casca de cacau. Cacau manso, que tem um cacau que se chama de cacau de macaco, né? (Maria Cordeiro do Nascimento, Colocação Japão, Seringal Independência)

O cipó-ambé é um que tem só uns carocinhos (nas raízes), não tem espinho não. Não é liso não, tem uns carocinhos. (Maria Gomes de Souza, Colocação Cova da Onça, Seringal Sibéria)

O lacre a gente usa só quando dá uma impinge na gente, aí a gente quebra assim o olho dele, ele sai um leite amarelo, aí a gente esfrega em cima e pronto, acaba. (Francisco Nonato de Souza, Colocação Inveja, Seringal Vila Nova)

A marcela é uma que aqui dá na beira do rio, mas lá em casa tem plantada. Dá uma margaridinha pequenina amarela. O sumo dela é amargo. (Virgílio Padilha dos Santos, Colocação Nova Olinda, Seringal Independência)

O manacá é daqui do mato. Ela dá flor, de cor rosinha. Rosa e depois vai ficando esbranquicento. (Clotilde Gomes da Silva, Colocação Morada Nova, Seringal Dois Irmãos)

O marupazinho, ele é uma batatinha, uma painerazinha. A batata é vermelha. (Paulo Gaudêncio, Colocação Semitumba, Seringal Sibéria)

Também no caso do mastruz, ele é uma composição de quenopódio, prá matar verme. (Paulo Gaudêncio, Colocação Semitumba, Seringal Sibéria)

A matapira é uma árvore, não cresce muito não, é uma árvore baixa, com folhas graúdas, sempre ela tá florada no mês de março. (Paulo Gaudêncio, Colocação Semitumba, Seringal Sibéria)

Uns chamam de milho-de-cobra, outros de batata-de-jacuraru, que é um calango grande, um calangão amarelo assim. Chama batata de jacuraru porque contam um estória antiga que um cara viu esse calango, cavava lá no toco, aquela batata, corria, aí brigava com a cobra, quando achava que o veneno, o remédio tava fracassando, ele corria lá, mordia. A cobra mordia ele e ele sentia nada. Ela é rajadinha mesma coisa que a cobra. (João Almeida de Melo, Colocação Santa Maria, Seringal Porangaba)

O pariri não dá flor, só foia. (Cosma Felinta de Morais, Colocação Vinte, Seringal São Francisco do Iracema)

A folha do pariri quando seca, fica melhor ainda. É vermelha. (Carmosina Altina Assis, Colocação Dois Irmãos, Seringal Porangaba)

Tem a pluma da mata, que todo mundo conhece e a outra pluma, a pluma de planta. (Maria Gomes de Souza, Colocação Cova da Onça, Seringal Sibéria)

Uma situação interessante é a das plantas carmelitana, cidreira, pariquina e quina-quina. A carmelitana e cidreira são da espécie *Lippia alba* (Mill.) N.E.Br., cujas pequenas diferenças morfológicas podem indicar variedades, segundo Moldenke (1978). Para os seringueiros, a distinção entre as duas se faz através de sua morfologia, pelo cheiro e pelo uso, e essa diferenciação é coincidente entre os entrevistados. Se somarmos as citações de carmelitana e cidreira, seria a espécie mais citada no trabalho (vide apêndice IV):

> A carmelitana é prá comida que faz mal e a cidreira é calmante. O cheiro é diferente e a cidreira é maior que a carmelitana. (Cecília Barbosa de Aquino, Colocação Monte Verde, Seringal Palmari)

> A carmelitana fede e a cidreira cheira, a cidreira tem a folha maior e a carmelitana tem a folha pequena. (Clotilde Gomes da Silva, Colocação Morada Nova, Seringal Dois Irmãos)

> A diferença entre a carmelitana e cidreira é o cheiro da folha. A carmelitana é prá comida que faz mal e a cidreira prá dormir. (Carmosina Altina Assis, Colocação Dois Irmãos, Seringal Porangaba)

> A cidreira é parecida com a carmelitana só que ela tem outra função. A cidreira é um calmante e a carmelitana serve prá boia que faz mal. (Paulo Gaudêncio, Colocação Semitumba, Seringal Sibéria)

Já a pariquina *Chomelia paniculata* (DC.) Steyerm. e a quina-quina, *Geissospermum sericeum*, (Sagot) Benth. são mais fáceis de serem distinguidas, apesar do mesmo uso (febre e malária) e do gosto amargo da casca e do tronco. O nome às vezes serve para as duas espécies. Os aspectos externos da casca e do tronco diferenciam as duas espécies:

> Tem uma que cresce um pau grosso, assim e tem uma que é baixinha, essa é a legítima. A grandona não é bem atrativa e

a pequena é mais amarga, é pior. A pequena é do tipo uma goiabeirazinha, ela é baixinha, a casca é lisinha, a grande tem aquele caule esquisito. (Francisco Barbosa de Aquino, Colocação Já Começa, Seringal Dois Irmãos)

A pariquina é diferente da quina-quina. A pariquina ela tem uma quina na madeira e até a casca dela é amarela e ela é ainda mais químia do que a quina-quina. A pariquina ela também tem o mesmo processo da quina-quina, que a pessoa deve tomar muito pouquinho de cada vez. (Paulo Gaudêncio, Colocação Semitumba, Seringal Sibéria)

Na taxonomia vegetal dos seringueiros são incluídos critérios relacionados a aspectos ambientais, uso, compostos químicos (constatados pelo gosto, cheiro, cor ou consistência), hábito das plantas e características morfológicas externas, num sistema em que muitas vezes não são envolvidos todos os fatores, apenas um ou outro critério, ou que utiliza um terceiro para a comprovação ou definição.

O ambiente e hábito determinam a identificação das pteridópitas. A pluma-da-mata, como o próprio nome diz, só é encontrada no chão de áreas cobertas por florestas primárias. A guaribinha é epifita, associada com oricuri, diferente da barba-de-leão, que não é epífita e ocorre próximo de cursos d'água. Aspecto morfológico do rizoma da guaribinha é usado para melhor caracterizá-la ("é peludo").

O uso também caracteriza diferença entre as espécies. O caso da cidreira/carmelita é exemplar.

Os aspectos diferenciais químicos assim como as diferenças morfológicas externas são usados muitas vezes em comparação com outras plantas. Assim, a "química" das plantas constitui referenciais taxonômicos, como jambú ("trava a língua"), benguê ("raiz com cheiro de vick"), joão-brandim ("trava a língua"), quina-quina (amarga), lacre ("leite marrom") e surucuína (batata que dá uma "baba").

As diferenças morfológicas externas são as mais usadas na identificação das plantas. Características especiais são associadas, seja de qualquer parte da planta e também comparando com outras espécies ou outros materiais. Assim podem ser citados exemplos como a guaribinha (o caule "é assim um tipo de piolho de cobra"), açafroa ("parece em pé de gengibre, só que a folha é maior"), batata-de-purga ("é de rama"), cipó-ambé ("tem só uns carocinhos, nas raízes"), marupari ("é uma batatinha, uma painerazinha"), milho-de-cobra ("é rajadinha, mesma coisa que a cobra"), matapira (árvore baixa, com folhas graúdas).

A cor também é um diferencial. Usa-se a cor de qualquer parte da planta para caracterizá-la. Por exemplo: buchinha ("branca depois de seca"), amor-crescido (flor vermelhinha), manacá ("flor cor rosinha, depois vai ficando esbranquicento"), pariri ("folha quando seca é vermelha"), lacre ("leite amarelo, vermelho"), sucuba ("leite branco").

Fatores de adaptação ao ambiente também são usados, por exemplo no caso da hortelã ("não dá flor") e do pariri.

A elaboração deste complexo sistema taxonômico só foi possível com muita prática e experiência e muitos aspectos são coincidentes com a taxonomia "científica", ficando porém critérios que só mesmo o longo e direto convívio com a floresta puderam fornecer aos seringueiros.

Doenças mais citadas

O apêndice II mostra as doenças ou sintomas mais citados nas entrevistas, junto com as plantas usadas para os mesmos. Para muitas das doenças é usado um número muito grande de plantas. O grupo que apresentou maior número de plantas foi o das doenças do aparelho respiratório (tosse, gripe, resfriados, catarro, asma, bronquite) com 37 espécies para seu tratamento, seguido pelo grupo de afecções cutâneas (pereba, "isipla" (erisipela), curuba, impingem, tumor) com 32 espécies. Em terceiro, o grupo das dores de cabeça e febre com 27 espécies, seguido pelo grupo das dores de fígado, baço e hepatite, com 27 espécies.

No sentido oposto, diversas doenças tinham apenas uma espécie usada para seu tratamento, como doença venérea (cebola-brava), anticoncepcional (copaíba), depurativo do sangue (batata-de-purga), problemas do pré-parto (jarina), anestésico (joão-brandim), epilepsia (milindro) e desidratação (unha-de-gato).

Ressaltam-se algumas plantas que foram citadas apenas para uma doença, como o agrião (gripe, tosse), surucuína (picada de cobra), quina-quina (febre, malária), carmelitana (comida que faz mal) e cidreira (calmante).

Outro grupo de plantas que merece destaque é o das usadas com resultados difíceis de serem detectados, de uso mágico, em rituais de benzedura ou não. Plantas para dar sorte na caça (tanto para o homem quanto para o cachorro), quebrar "quebrante", afastar "mau-olhado" ou usadas para benzeduras. As plantas citadas nesse grupo foram: aninga, alfavaca, cipó-curimbó, joão-brandim, pinhão-branco, pinhão-roxo, vassourinha e tipi.

O grupamento das doenças foi feito com base nos conceitos do autor e não dos seringueiros. Conceitos ou definições de doenças por parte deles muitas vezes não correspondem aos da medicina moderna. Por exemplo, "tumor" tem o sentido de uma pústula ou parte infeccionada da pele. "Golpe" pode significar corte ou batida, pancada. Para dor de dente, além do uso de anestésicos (joão-brandim) usa-se látex de diversas plantas que tem a propriedade de "estourar" o dente, desaparecendo a dor, porém também o dente. A cura do tétano tem característica interessante: usa-se tanto espécies com princípios ativos antissépticos (óleo de copaíba, decocto de arruda) como também emplastro com raspa da casca de paxiúba, que pode conter outros agentes patogênicos. Podem ter ocorrido nesse grupamento erros que somente um profissional de área etnomédica poderá resolver.

Plantas mais citadas

No apêndice IV está listado o número de citações por espécie. Representa o número de entrevistas nas quais foi citada cada planta. As dez mais citadas, em ordem decrescente, foram: copaíba, mastruz, quina-quina, anador, carmelitana, jatobá, cidreira, goiabeira, manjirioba e cumarú-de-cheiro. Não foi obtida a importância relativa das espécies, conforme proposto por Friedman et al. (1986) in Amorozo & Gely (1988). Este índice permite avaliar a importância das espécies para uma determinada comunidade baseada nas citações e concordância dos usos citados.

As famílias com espécies mais citadas foram: *Asteracea* (11); *Lamiaceae* (11); *Fabaceae* + *Caesalpinaceae* (10); *Arecaceae* (7); *Bignoniaceae, Euphorbiaceae, Rutaceae, Solanaceae* (6 cada); *Cucurbitaceae, Piperaceae, Poaceae, Rubiaceae* (5 cada) e *Apocynaceae, Moraceae* e *Verbenaceae* (4 cada). As três famílias mais usadas representam quase 20% do total de espécies. Além disso, a maior parte dessas famílias também são as que tem mais registros nos estudos com plantas medicinais no Brasil, conforme Brito & Brito (1993). Tais estudos vêm comprovando atividades farmacológicas de diversas espécies dessas famílias. Trata-se, portanto, da confirmação da validade da indicação popular, quando se vê que as plantas mais usadas popularmente têm apresentado efeitos farmacológicos promissores. Estas famílias contêm em si ingredientes ativos que têm essas atividades. *Lamiaceae, Verbenaceae, Rutaceae, Piperaceae* e parte de *Asteraceae* e *Poaceae* contêm óleos essenciais, com atividade antimicrobiana e anti-inflamatória. Já *Euphorbiaceae, Rubiaceae* e *Solanaceae* contêm alcaloides. Os heterosídeos estão presentes em *Apocynaceae, Bignoniaceae, Cucurbitaceae* e *Fabaceae* + *Caesalpiniaceae*. Essas informações são extremamente importantes no delineamento de um futuro projeto de pesquisa. Pode-se optar por um grupo vegetal de acordo com o grupo químico estudado.

Mistura de plantas

A associação de mais de uma espécie vegetal é comum na terapêutica dos seringueiros e em outras culturas. Não há uma regra rigorosa nas formulações. Nas formulações de lambedor para tosse, a copaíba, o jambú, o jatobá e cumarú-de-cheiro entram em várias. Abaixo estão representadas algumas formulações com misturas de plantas, para algumas doenças e/ou sintomas:

erva-cidreira + olho goiaba + sal ⇒ diarreia
muçambê + alfavaca + limão ⇒ gripe
tiririca + sapé (raiz) + capeba ⇒ hepatite
taboca + casca cedro ⇒ banho para inchação
muçambê + cravo-de-defunto ⇒ dor de cabeça
vinagreira + pariri + goiabeira ⇒ chá para comida que faz mal e disenteria
cumarú-de-cheiro + jatobá + cipó-escada + jambú + alfavaca + boldo ⇒ lambedor para tosse
copaíba + cumarú-de-cheiro + jatobá ⇒ lambedor para tosse
capeba + taboca (raiz) ⇒ chá para hidropsia (barriga d'água)
quebra-pedra + folha melancia + cabelo milho ⇒ chá para inflamação nos rins
copaíba + mangueira + alho + limão + óleo de copaíba ⇒ lambedor para tosse.

As espécies que entram em diversas formulações parecem ter importante função sinérgica, tanto nos lambedores quanto em decoctos. Estudos farmacológicos posteriores podem ser realizados a partir destas indicações.

Uso de animais e outros produtos na terapêutica

Também foi observada a utilização de outros componentes junto com plantas nos medicamentos. A pena de nambu azul foi a mais citada. As formulações citadas estão apresentadas abaixo:

cupinzeiro + presa de porco do mato ⇒ chá para pneumonia
pena de nambu azul ⇒ picada de cobra, hemorragia
casca de ovo ⇒ hemorragia (chá da casca torrada)

Não foram analisados os modos de preparo e os possíveis efeitos sinérgicos e/ou de composição química destes.

Formas de uso e modos de preparo

Os medicamentos preparados pelos seringueiros com as plantas apresentaram as formas de uso interna e externa. A via interna básica é a oral. Já na externa, foram levantados o uso tópico, a defumação, banhos ou lavagens.

Os modos de preparo foram diversos: expressão, maceração, infusão, decocção, tinturas ou garrafadas, lambedores, emplastos, defumações, uso direto.

Essa diversidade é fruto das influências culturais adquiridas junto aos antepassados, povos indígenas da região e imigrantes, além de mostrar conhecimentos quanto aos compostos existentes nas plantas e sua melhor forma de absorção pelo corpo.

A expressão é feita batendo a parte da planta em um pilão, colocando em um pano e depois espremendo para a retirada do líquido, normalmente chamado "sumo" pelos seringueiros. Para facilitar o processo, costuma-se colocar um pouco d'água antes de espremer. Esse "sumo" é bebido puro ou adicionado a outros líquidos (água ou leite).

A maceração é feita deixando a parte vegetal em água fria, dentro de uma vasilha, para posterior consumo, após "deixar descansar" até o dia seguinte.

A infusão é feita despejando-se água fervente sobre as plantas colocadas num recipiente, deixando-as em repouso, tapando o recipiente por alguns minutos, para depois tomar.

A decocção é feita deixando as plantas em um recipiente com água e levando-as ao fogo por um tempo que varia bastante, dependendo das plantas usadas. Quando se usam caules, raízes ou cascas, o tempo de fervura é maior. As tinturas são feitas colocando-se as plantas em álcool ou pinga e deixando-as por alguns dias antes do uso. Pode haver mistura de plantas. Os lambedores são xaropes feitos a partir da decocção de plantas, que depois são coadas. O decocto é apurado e depois adiciona-se açúcar ou mel até ficar na consistência ideal. Emplastros são feitos socando as plantas até formar uma papa que é colocado na região afetada e amarrada com um pano. É comum ainda fazer um tipo especial de emplastro murchando as folhas inteiras de algumas plantas com calor ou óleo comestível e colocando-as diretamente na região afetada, amarrando com pano ou tira. As defumações são feitas queimando-se as partes das plantas em locais apropriados, para inalação ou contato com a fumaça.

> Esse chá serve para fazer banho, porque tem a história do banho prá criança, prá limpar pele da criança, uma brotoeja, mas não só a criança fica com caroço, do jeito que você pegou essa no mato, a gente tem o banho de alfavaca, ela desfaz esse vermelho, a pele fica normal. (Antônio Porfírio de Lima, Colocação Nova Olinda, Seringal Dois Irmãos)

> Aí a gente pega aquela gosma, aquela baba de mangará da banana roxa, a gente põe no lugar do corte, aí estanca e não tem probabilidade de dar mal. (Clóvis Gomes Nogueira, Colocação Japão, Seringal Sibéria)

> No caso de dores, reumatismo, resfriados, de machucado, sempre usa colocar um pouco de álcool ou qualquer perfume que contenha álcool e aí dá a massagem, na junta que tá afetada pela dor. (Paulo Gaudêncio, Colocação Semitumba, Seringal Sibéria)

Prá febre do fígado, a gente faz o chá da folha, umas dez folhas em um litro de água, ferve até virar meio litro e toma. De manhã, meio dia e de tarde, toma uma colher de sopa e toma o chá. (Virgílio Padilha dos Santos, Colocação Nova Olinda, Seringal Independência)

A gente lavra ele (breu mescla), lavra e deixa lá, tira a casca dele, não tirando toda a casca, que deixa a madeira destampada e vem deixando aquela película da madeira e deixa lá, com dois ou três dias, ele tem brotado aquela resina, endurece um pouco, a gente raspa, junta ela raspada, já leva um vaso adequado e traz. A resina é muito cheirosa, onde ele tiver lavrado, quem tem costume com ele, você passa como daqui até a casa, você sente o cheiro dele. A resina serve prá dar defumação, em pano de criança, ou mesmo roupa da gente, de adulto, pode defumar com ela, queimando aquela resina, um gravetinho, dá um cheiro que é uma beleza, também ele serve prá pessoas que sofrem dor de dente, que fumam, usa no fumo, ele também tem serventia. (Paulo Gaudêncio, Colocação Semitumba, Seringal Sibéria)

A casca da castanheira serve prá fígado, prá essa dor de barriga que dá de sangue, num sabe? No caso, pode pegar, a casca, tira aquela casca grossa, põe um litro de água e deixa de molho, aí coa, pode tomar que não tem melhor do que isso, o ano passado eu tive que tomar e só foi uma vez a dor acabou. Corta um palmo ou meio palmo, deixa na água por uma hora, já fica meio amarela. É só tomar, no mais, é duas vezes. (Joana Ferreira Nobre, Colocação Mata Fresca, Seringal Floresta)

O cipó-curimbó é usado aqui pelas pessoas que gostam de caçar, fazer banho, mas em outro assunto, ele é muito importante, porque ele é analgésico, pessoa tá com dor de cabeça no mato, pega umas folhas dele, machuca, passa na testa, dá um belo sono, mas a dor de cabeça desaparece. (Paulo Gaudêncio, Colocação Semitumba, Seringal Sibéria)

A gente ferve as folhas do malvarisco bem fervida, prá ficar bem forte, depois que cozinha bem, a gente tira, aí tira as folhas, deixa só o chá e bota açúcar e deixa bastante prá ficar grosso que nem um mel. (Raimundo Chagas Feitosa, Colocação Maloca, Seringal Nazaré)

O mastruz serve prá várias coisas, a gente usa mais prá ataque de verme. Pega assim, um bocado dela, pisa, aí tira o sumo, dá prá pessoa que tá atacada de verme. (Virgílio Padilha dos Santos, Colocação Nova Olinda, Seringal Independência)

Pode-se perceber conhecimentos desses aspectos associados com os princípios ativos das plantas. Em cortes, usa-se decocto de cascas que contém, além de taninos que são vasoconstrictores, heterosídeos que servem como bactericida. Em dores de cabeça, usa-se emplastro ou chá com plantas com óleos essenciais, que são analgésicos. Produtos amargos de uma forma geral servem para problemas hepáticos.

A partir dos procedimentos de administração e das razões pelas quais os seringueiros utilizam determinadas preparações para determinadas finalidades será possível obter informações importantes para a pesquisa farmacológica de princípios ativos, além da compreensão do sistema de saúde dessas comunidades.

O cálculo da quantidade de planta colocada no preparo era feito de forma muito empírica, a olho, porém com a devida noção prática de seu potencial terapêutico, percebido por seu gosto ou cor. A quantidade do preparado a ser ingerida também era calculada sem o rigor científico, porém a prática e a experiência a balizavam, levando em conta a concentração do preparado (quantidade de planta colocada e tempo de fervura) e também o peso da pessoa.

A parte usada da planta, indicação terapêutica, forma de uso e modo de preparo, por espécie, estão relacionados no quadro 8.

Quadro 8 – Parte usada, indicação terapêutica, forma de uso e modo de preparo, por espécie.

I = Interna E = Externa

Nome popular	Parte da planta usada	Indicação terapêutica	Forma de uso	Modo de preparo
Abacateiro	– folha – semente	– problemas no fígado, rins, anemia – "queimação do estômago" (azia)	I	decocção
Aboboreira/ Jerimum	– semente – folha	– vermes – problema no fígado, cólica	I	maceração, expressão, decocção
Açaizeiro	– folha nova – raiz nova	– picada de cobra – inflamação, gripe e anemia	I	expressão, maceração, decocção
Açafroa	– rizoma	– sarampo, inflamação, asma	I	expressão
Agrião/Jambú	– planta toda	– gripe/tosse	I	decocção
Aguano	– casca	– dor de estômago, rim	I	decocção
Alecrim	– folha	– indigestão	I	infusão
Alevante	– ramo	– dor de cabeça	I	infusão
Alfavaca	– semente	– para tirar "algueiro" (cisco) do olho		
	– ramo	– coceira, gripe, dor de cabeça, de estômago, benzedura	I/E	decocção
Algodoeiro	– casca (envira)	– para "vermelha" (inflamação de pele)	I/E	emplastro, decocção

	– folha	– gripe, dor de cabeça		
Alho	– bulbo	– pressão alta, tosse	I	decocção
Amor-crescido	– planta toda	– golpe, machucaduras, inflamação de cortes, fígado, febre.	I/E	emplastro, decocção
Anador	– ramo/folhas	– "dozada no corpo" (dores no corpo), febre, dor de cabeça, dor de barriga, dor de dente, dor em geral	I	infusão
Andiroba	– semente (óleo)	– pereba e ferida	E	decocção
Aninga	– folhas – caule	– "dar sorte na caça" (uso mágico) – "para matar enfermidade" (ferida na pele)	E	decocção
Araticum	– casca	– picada de cobra	I	decocção
Arruda	– ramo/folhas	– dor de ouvido, "mal da parte umbilical" (tétano), coceiras	I/E	decocção, infusão
Açacu	– casca			
Assa-peixe	– folha, casca – ramo	– gripe, tosse	I	infusão
Banana-roxa	– "coração" (resina)	– corte, estancar sangue	E	uso direto
Barba-de-leão	– folha	– "chupar estrepada" (tirar farpa, espinho)	E	emplastro
Batata-de-purga/Batatão	– tubérculo	– "catarrão" (catarro nas vias respiratórias), laxante, dor de barriga, depurativo de sangue.	I	maceração

Benedita	– flor e folha	– dor de mulher, hemorragia	I	decocção
Benguê/Panquilé	– raiz	– dor de cabeça, reumatismo, resfriado, pancadas	E	emplastro
Boldo/Elixir	– folha	– dor de estômago, comida que faz mal, má digestão, febre, comida gordurosa	E	emplastro
Bonina	– flor	– dores e hemorragia de mulher, pós-parto	I	decocção
Breu-mescla	– resina	– dor de dente e defumação	E	defumação
Breu vermelho	– resina	– dor de dente e defumação	E	defumação
Buchinha/cabacinha	– fruto seco	– pancada, inflamação, dor nos rins	I	decocção tintura
Cacau	– casca	– "mulher que não se desocupa" (resguardo).	I	maceração, infusão
Cajazeira	– casca	– lavagem vaginal, limpeza, ferida	E	decocção
Cajueiro	– casca	– hemorragia, inflamação do útero, lavagem vaginal, disenteria	I/E	decocção
Camará	– folha, flor	– tosse, gripe, dor de coluna	I	infusão
Camapú	– planta inteira	– problema de fígado	I	decocção
Cana	– casca	– picada de inseto e lacraia	E	emplastro
Canelão	– casca	-"digestivo", contra vômito, nervosismo, desarranjos intestinais.	I	decocção
Cansanção	– folha – látex	– reumatismo – dor de dente	I/E	decocção, uso direto

Capeba	– folha	– inflamação, inflamação do fígado, "vermelha", cicatrização, "hidropsia" (barriga d'água)	I/E	emplastro, infusão
Capim-santo	– folha	– mal estar nervoso, calmante, "prá sono" (facilita sono).	I	infusão
Carapanaúba	– casca	– malária, febre, coceira, fígado	I/E	decocção
Carmelitana	– ramo, folhas	– comida que faz mal, indigestão, dor de barriga.	I	infusão
Castanha-elétrica	– semente	– evitar inseto	E	uso direto
Castanheira	– casca – fruto ("quengo") – umbigo do fruto	– desinteria, cólica, "prá fígado" – inflamação do fígado e rins – dor de mulher	I/E	maceração, decocção
Catinga-de-mulata/ pluma	– folha	– boia que faz mal, inflamação do fígado, dor de estômago, dor de ouvido, espantar insetos, febre	I/E	infusão, decocção
Catuaba	– casca	– "para dor", "nervo fraco", para fraqueza	I	decocção
Caucho	– látex	– dor de dente e "ôra" ("berne") – ferrada de arraia	E	uso direto
Caxinguba	– látex	– doença de pele, impingem	I	uso direto
Cebola-brava	– bulbo	-asma,catarro, "esquentamento" (doença venérea)	I	infusão
Cedro	– casca	– inflamação e malária, dor nas pernas, lavar enfermidade	I/E	decocção

Chicória/chicora	– raiz – folha	– "para susto", quebrar resguardo, gripe, tosse, dor de mulher, gastrite, picada de inseto, picada de cobra, espantar inseto	I/E	infusão
Carrapicho-agulha	– planta toda	– malária, problema de fígado, icterícia, "golpe"	I/E	decocção, emplastro
Cidreira	– folha	– para dormir, calmante, insônia	I	infusão
Cipó-ambé	– raiz	– coceira, picada de cobra, formiga, aranha	I/E	uso direto, decocção
Cipó-cravo	– caule	– digestivo	I	decocção
Cipó-curimbó	– folha	– sorte na caça (uso mágico), analgésico, dor de cabeça	E	emplastro
Cipó-escada	– caule	– tosse	I	decocção
Coco-da-bahia	– fruto (mesocarpo)	– hemorragia	E	emplastro
Corama	– folha	– inflamação e ferimento, vermelha, inchação, tosse, tirar estrepe, asma, catarrão	I/E	emplastro
Confrei	– folha	– cicatrização	E	emplastro
Copaíba	– resina – casca	– gripe, derrame ("ramo"), tétano, anticoncepcional, curar pereba, "golpe", bicheira, massagem para pancada, tosse, catarrão – diabete, hepatite, inflamação	I/E	uso direto, decocção
Couve	– folha	– pneumonia, gastrite, expectorante, dor de dente, vermelha, dor de mulher, "prá" fraqueza, gripe, tosse	I/E	emplastro, decocção

Cravo-de-defunto	– flor – toda planta	– dor de cabeça – constipação, dor de ouvido, brotoeja	I/E	infusão, decocção
Crista-de-galo	– flor, folha	– hemorragia	I	decocção
Cumarú-de-cheiro	– casca	-constipação, tosse, gripe, bronquite, catarro, expectorante	I	decocção
Embaúba	– "olho"	– "puxa pus de inflamação"	E	emplastro
Erva-de-jaboti	– planta toda	– frieira, limpa a pele suja e manchada	E	emplastro
Erva-doce	– folha	– comida que faz mal, inflamação do fígado, dor de barriga	I	infusão
Fumo	– folha	– inchação e picada de inseto, ferimentos	E	emplastro
Gameleira	– látex	– purgante	I	uso direto
Gengibre	– rizoma	– gripe, reumatismo, "protege contra veneno"	I	infusão
Genipapo	– casca – fruto	– ferida – febre	I/E	decocção, expressão
Gergelim	– semente	– "para derrame", purgante, febre	I	expressão
Goiabeira	– broto, folha nova, casca	– diarreia, disenteria, hemorragia, sapinho	I/E	decocção
Graviola	– folha	– problemas do coração, insônia, febre, malária, hepatite, diarreia, mal-de-sete-dias (tétano)	I/E	decocção
Guaribinha/Rabo-de-guariba	– rizoma	– dor de barriga, tosse braba, inchação, curuba	I/E	decocção

Hortelã	– ramo	– dor de barriga de criança, calmante	I	infusão
Inhuquilia	– raiz	– dor de olho, "bom para os olhos"	E	expressão
Jacitara	– folha			
Jaracatiá/Mamuí	– látex	– vermes	I	uso direto
Jarina	– folha nova (olho)	– para ajudar parto, picada de cobra	I	expressão
Jataí	– casca	– gripe, expectorante	I	decocção, lambedor
Jatobá	– casca	– gripe, catarro, tosse, expectorante, hemorragia	I/E	decocção, lambedor
João-mole	– casca	– "depois que descansa"	I	decocção
João-brandin	– raiz	– dor de dente, anestesiar machucadura, "cachorro ficar esperto" (uso mágico), "prá melhorar caça" (uso mágico), problema de fígado, febre, diarreia, malária	I/E	emplastro,infusão, uso direto
Jucá	– casca – fruto	– para dor, pancada, dores internas – pancada, "costela moída", "quebradura", fígado, dor reumática	I/E	decocção, tintura
Jurubeba	– casca (raspa) – folha, raiz	– "ferrada de tucandera" (tipo de formiga) – inflamação do fígado e baço	I/E	emplastro, decocção
Lacre	– resina	– impingem	E	uso direto
Laranjeira	– casca – folha	– gripe, comida que faz mal – calmante, febre, mal estar	I	infusão

Lima	– folha	– febre, malária	I	infusão
Limão	– folhas	– gripe	I	infusão
Língua-de-vaca	– planta toda	– inflamação do baço	I	decocção
Losna	– ramo	– problema de fígado	I	infusão
Malvarisco	– folha	– gripe, tosse, "espoca tumor" (estoura ferida com pus), hemorragia, dor de ouvido	I/E	infusão, garrafada, uso direto
Mamoeiro	– flor macho – semente/leite – folha – fruto	– estômago ruim, dor de barriga, malária – verme – problema de fígado, desarranjo de barriga – picada de cobra	I/E	uso direto, emplastro
Mamona	– folha – fruto	– dor de cabeça – purgante	I/E	emplastro, uso direto
Manacá	– raiz	– picada de cobra	I	decocção
Mangueira	– folha – flor – casca	– tosse, ferida brava – lavagem para mulher que tem corrimento – inflamação em criança	I/E	decocção
Mangiroba/ Fedegoso	– raiz	– paludismo e impingem, febre, aborto, malária, gripe, constipação, pneumonia	I	decocção
Manjogomes	– folha	– tirar estrepada	E	emplastro
Maracujá	– folha	– calmante	I	decocção
Marcela	– folha	– febre, malária	I	infusão

Marupá	– casca	– dor de barriga, hemorragia	I	decocção
Marupari/palmeirinha/marupá	– bulbo	– diarreia, dor de barriga, desinteria, mal estar do intestino	I	decocção
Mastruz	– planta toda	– pancada e gripe, osso quebrado, vermífugo, quebradura, inflamação, tuberculose	I/E	infusão, emplastro
Melancia	– semente	– febre, "impedimento de urina"	I	decocção
Melão-de-são caetano	– semente – folha	– vermes – tosse, febre, malária, inflamação	I	uso direto, decocção
Melhoral	– folha	– dor de cabeça, "boia que faz mal", "bom para o fígado"	I	infusão
Milho	– "cabelo"	– dor nos rins, prisão de urina, sarampo	I	decocção
Milho-de-cobra	– raiz	– picada de cobra	I	decocção
Milindro	– ramo	– "para suspensão", epilepsia, hemorroidas	I	decocção
Muçambê	– raiz – flor	– gripe – gripe, dor de cabeça	I	infusão
Mulungu	– casca	– inflamação de dente	E	decocção
Murmuru	– fruto	– hemorragia	I	decocção
Óleo-elético	– folha	– reumatismo	E	emplastro
Orelha-de-anta/orelha-de-onça	– folha	– azia	I	uso direto

Oricuri	– folha	– estancar sangue	E	uso direto
Oriza	– folha	– lavagem vaginal	E	infusão
Pariri	– folha	– anemia, problemas do fígado e inflamação dos rins, má digestão, infecções, dor de barriga, barriga d'água.	I	decocção
Pariquina	– folha	– malária	I	decocção
Pata-de-vaca	– folha	– diabete	I	decocção
Pau-d'arco-roxo	– casca	– infecção e febre, ferida, dores de coluna	I/E	decocção
Paxiúba	– casca (raspa)	– pereba, leishmaniose, mal-de-sete-dias (tétano)	E	emplastro
Pimenta-longa	– folhas	– má digestão	I	infusão
Pinhão-branco	– semente – látex	– tétano, "ramo" (derrame), mordida de cobra, dor de cabeça, constipação – dor de dente, picada de cobra	I/E	uso direto, emplastro, infusão
Pinhão-roxo	– folha – semente	– dor de cabeça, dor de fígado – banho para "caroçeira em criança", quebrar quebrante	I/E	infusão, emplastro
Pluma-da-mata/Pluma-de-vaca	– planta toda	– estancar sangue, sarar golpe	E	emplastro
Poejo	– ramo	– gripe	I	infusão
Quebra-pedra	– planta doce	– "pedras nos rins", "pessoa que está impedida de urinar"	I	decocção

Quiabo	– semente – fruto	– hemorroida – baba para colocar em nariz de recém nascido	I/E	uso direto, decocção
Quina-quina	– casca	– malária, febre	I	decocção
Relógio	– flor – folha – raiz	– tumor – sarar pereba, ferida, curuba – lavagem vaginal, para pereba	I/E	emplastro, decocção
Rinchão	– raiz	– problemas de intestino, febre, problemas de fígado, dor na urina	I	decocção
Rubim	– folha	– "boia que faz mal"	I	infusão
Sabugueiro	– flor e folha, casca	– sarampo, febre, dor de cabeça	I	decocção
Sangue de boi	– resina	– impingem	E	decocção
Sapé	– raiz	– quebrar pedras dos rins, febre, desinteria, dor de dente, "vermelha"	I/E	decocção
Seringueira	– casca	– hemorroidas, feridas	I/E	uso direto, maceração
Sucuba	– casca – látex	– catarro, inflamação e dor de intestino, gripe – emendação de osso (emendar osso quebrado)	I/E	emplastro, decocção
Surucuína	– xilopódio	– picada de cobra	I	expressão
Taboca	– raiz	– inchação, "vermelha", inflamação do fígado	I/E	maceração, decocção
Tachi-preto	– casca	– disenteria, dor de barriga, diarreia	I	decocção
Tangerina	– folha	– "problemas do coração" febre, dor de cabeça, pressão alta, normaliza pressão.	I	infusão

Tatajuba	– látex	– dor de dente	E	uso direto
Tipi	– folha – planta toda	– dor de cabeça, reumatismo – afastar mau-olhado	E	tintura
Tiririca	– folha – folha	– hepatite, "vermelha" – "tiriça" (icterícia)	I/E	decocção
Tomateiro	– folha	– para "vermelha", para puxar tumor, golpe, "estrepada"	E	emplastro
Trevo-roxo/Hortelã-roxa	– ramo	– dor de ouvido (sumo), dor de estômago (chá), "boia que faz mal"	I/E	expressão, infusão
Unha-de-gato	– folha, "olho"	– dor de barriga, disenteria, hemorroida, desidratação	I	decocção
Urtiga	– folha	– frieira, diabete, dor de dente	I/E	decocção, uso direto
Urucum	– flor e folha	– tuberculose, cicatrização	I/E	uso direto, lambedor
Valmoura	– folha	– "vermelha" e "isipela" (erisipela)	E	emplastro
Vassourinha	– ramo	– curuba (afecção cutânea), bronquite, diarreia, calmante, benzedura, dor de olho, problema de rim, dor na urina, febre intestinal, sapinho	I/E	uso direto, decocção
Velame	– broto novo	– dor de ouvivo	E	expressão
Vick	– fruto	– dor de cabeça	E	emplastro
Vinagreira	– folha	– "solta intestino" (laxante)	I	decocção

5
Conclusões

Quanto às atividade preliminares do trabalho

O grau, nível de organização e consciência da comunidade trabalhada, em sua relação com o pesquisador, definem, muitas vezes, aspectos importantes da metodologia, sua efetividade em campo e os resultados alcançados. Por mais que, *a priori*, o pesquisador estabeleça algumas metodologias, objetivos, estratégias e metas a serem alcançadas, a sua adaptação às condições da organização local é necessária, em uma relação que pode acabar alterando a perspectiva inicial, fundindo-se em uma nova situação.

Os questionamentos que o CNS fez por meio de sua presidência e assessores técnicos quando da intenção de iniciar os trabalhos no Acre, evidenciaram a necessidade de fazer um acordo entre as partes envolvidas que satisfizesse tanto os interesses dos seringueiros, representados pelo CNS, quanto dos pesquisadores, representados pelo NYBG, PZ-Ufac e pelo próprio autor. As obrigações e direitos de ambas as partes na PZ-Ufac foram seguidos à risca, exceção dada à implantação dos hortos de plantas medicinais no

PZ-Ufac e num seringal dentro da reserva, até o presente momento. A primeira implantação acontecerá em um futuro próximo, pois já há iniciativa para sua execução. Já no seringal, há necessidade de trabalhar mais esta questão, mesmo já definido o local – o posto de saúde da Pimenteira, no Seringal Boa Vista.

A elaboração do manual do uso popular, intenção manifesta desde o primeiro momento, só foi viabilizada após muitas articulações com organizações não governamentais. Foi obtido apoio da Rainforest Alliance de Nova Iorque, e esse projeto já está sendo finalizado. O manual reforça e dá legitimidade às informações coletadas e sistematizadas ao longo desses anos de pesquisa. Marca também a sempre possível e necessária aplicabilidade dos resultados obtidos, bem como o retorno dessas informações às comunidades geradoras. Mais do que isso, com a participação, como coautores, de dois seringueiros, Paulo Gaudêncio e Virgílio Padilha dos Santos, na sua elaboração, o respeito ao direito de propriedade intelectual da comunidade dos seringueiros da Reserva Extrativista Chico Mendes é reforçado, visando a sua garantia.

Quanto à execução dos trabalhos em campo

É sempre difícil e dispendiosa a realização de trabalho de campo quando a pesquisa é feita em local muito distante da origem dos pesquisadores. Este trabalho começou quando havia ainda o vínculo com a Universidade Federal do Paraná, em Curitiba, distante cerca de 4.500 km de Xapuri. A organização de todo o aparato de coleta de campo, a infraestrutura de apoio necessária, os recursos para manutenção e deslocamento exigem todo um esquema que vai do PZ-Ufac até o meio da floresta, na casa dos seringueiros. Cada viagem para as atividades de campo representou despesas de milhares de dólares que foram possíveis graças ao apoio financeiro do NYBG, que estabeleceu convênio com o PZ-Ufac. O apoio solicitado a órgão oficial de pesquisa brasileiro não foi aprovado. Essa situação confirma o constante em Brito & Brito (1993), que detalharam com muita clareza que os principais centros de pesquisa com plantas medicinais estão muito longe das regiões que contêm as maiores diversidades vegetais e que os centros dessas regiões ainda não realizam muitas pesquisas nessa área. Isso reforça um dos itens acertados com o CNS, que foi treinar seringueiros e técnicos do estado do Acre para que próximas pesquisas sejam realizadas pelas pessoas da região, sem precisar de gastos de deslocamento tão grandes e com o desenvolvimento técnico-científico local.

Na floresta, o apoio da comunidade seringueira foi fundamental. Deve-se perder aquela impressão errônea de que na floresta amazônica existem apenas plantas e animais, com sua enorme e fantástica diversidade. Existe também, sim, a população local: no caso específico do Acre, há cerca de cem anos os seringueiros têm mantido contato com as tradições dos povos indígenas e se harmonizado com o ambiente. Na Reserva Chico Mendes, bem como em toda a floresta amazônica, existe um sem-número de caminhos que a entrecortam, levando a locais que só são bem conhecidos por eles. Além disso, conhecidos os objetivos da pesquisa e ganhando sua confiança, os seringueiros tratam de discutir entre si, verificando e apoiando o trabalho. Talvez o mais difícil num trabalho etnobotânico seja, sim, o estabelecimento de uma relação de confiança mútua, sem a qual não se obtém qualidade das informações. Apesar de todas as dificuldades, isso foi conseguido, reforçando ainda mais a importância do contato e da discussão travados com o CNS, que ativando os dirigentes dos Sindicatos de Trabalhadores Rurais de Brasileia e Xapuri, indicou seringueiros, que apesar de em um primeiro momento objetivaram acompanhar os passos do trabalho e sondar as intenções da pesquisa, ao longo do tempo das atividades, já conhecidas e discutidas com mais profundidade, transformaram-se em leais companheiros de jornada e professores dos segredos da floresta. As reuniões que eles realizaram previamente nas comunidades e a corrente de informações via "rádio cipó" que foi estabelecida no interior dos seringais ajudaram a criar uma situação favorável ao trabalho. Ainda que não seja condição necessária, a experiência sindical e a proximidade de posições políticas do pesquisador com a dos seringueiros permitiram uma aproximação mais rápida e um melhor relacionamento com os seringueiros e seus representantes.

A indicação pelo CNS dos primeiros seringais a serem visitados poderia parecer uma ingerência ao trabalho, porém deve ser vista como uma opção de resguardo, de segurança, numa atividade extremamente difícil, que é a de pesquisar e coletar plantas medicinais, até que se pudesse ter mais conhecimentos sobre o trabalho realizado. Isso foi obtendo-se com o decorrer desse trabalho, e a partir da terceira viagem a escolha dos seringais foi feita pelo pesquisador, atendendo a seu interesse e às condições de apoio infraestrutural local.

A seleção e indicação dos entrevistados pela comunidade foram perfeitas. Todos se mostraram realmente conhecedores da floresta e com experiência no uso de plantas como medicamento, além de ter longo período de residência no local. A transmissão dos conhecimentos de pai para filho, entre vizinhos, de geração para geração foi constatada na pesquisa. Se forem mantidas as condições de sobrevivência social, econômica e cultural, a continuidade dessa atividade também estará garantida.

Com relação às entrevistas, o uso do gravador, que permite o registro de uma riqueza muito grande de detalhes de informações, é o mais recomendável, se forem atendidas algumas condições: a) a relação com a comunidade deve ser boa, e ela deve saber, com detalhes, todas as atividades e os objetivos do pesquisador; b) após "quebrar o gelo" inicialmente, o relacionamento entre entrevistado e entrevistador deve tornar-se o mais informal possível; c) o entrevistado consentir no uso do gravador; d) o entrevistado, após isso, não se sentir inibido ou acanhado com o gravador ligado.

Ressaltam-se, porém, algumas preocupações triviais quando do uso do gravador: abastecer-se de fitas e baterias suficientes para todo o período do trabalho e protegê-lo da chuva. Se isso não for observado e em outras situações, será necessário fazer uso de anotações em caderno de campo. O uso desses cadernos, muito mais demorado, também não oferece a possibilidade do registro de todas as informações dadas pelos entrevistados. E mesmo com a observação participante, muitas vezes não é possível anotar todos os detalhes vistos.

O gradativo aumento do nível de consciência política dos seringueiros fez com que os itens do acordo com o CNS fossem observados. Não se retirou material vegetal (e nenhum outro) vivo da reserva e as exsicatas coletadas foram passadas em álcool antes da secagem. E a discussão acerca do porquê disso era franca e aberta na comunidade. Isso serviu de treino para outros trabalhos de coleta que forem feitos na reserva.

Quanto à identificação das espécies

A coleta na floresta já é difícil pela altura das árvores, pela dificuldade de acesso e pelas chuvas torrenciais que caem em determinada época do ano, que coincidiu com a maior parte das viagens realizadas. Quando as coletas ocorrem esporadicamente, as possibilidades de obter material fértil são menores. Por isso coletou-se também material estéril. Poder-se-ia combinar com alguém da comunidade fazer a coleta das plantas não floridas, em outra época, e depois enviar o material para a Ufac, porém isso foi difícil pela necessidade de deixar material para coleta, distância dos seringais, dificuldades de acesso e transporte, além de o local da viagem seguinte ser diferente do anterior.

Cerca de dois terços das espécies levantadas são amazônicas. Devido à pouca literatura e pesquisa da flora amazônica, particularmente acreana, as identificações, usando a estrutura científica brasileira, tiveram um limite. Esgotado, foi necessário ir a centros mais avançados, como o NYBG, onde foram feitas as complementações no trabalho de identificação. O fato de, assim mesmo, não terem sido identificadas, no nível de espécie, todas as plantas, denota a dificuldade de identificar vegetais em áreas pouco estudadas. A coleta de uma espécie nova para a ciência, *Tetragastris cerradicola* Daly sp. nov. (breu vermelho, *Burseraceae*) e de uma que ainda não foi publicada em literatura científica, *Protium rhynchophyllum* (Rusby) ined (breu-mescla, *Burseraceae*), em uma das viagens, é também muito representativa dessa situação.

Quanto aos entrevistados

Os 53 seringueiros entrevistados abrangeram seringais situados na porção centro-leste da Reserva Chico Mendes. A porção oeste é de acesso mais difícil. Como foi uma amostragem seletiva, isto é, foram trabalhadas apenas as pessoas que atendessem aos requisitos preestabelecidos, percebeu-se que a variação do número de espécies citadas por entrevistas era pequena, conforme a figura 8, semelhante ao apresentado por Balick (1994), que adaptou a curva espécies-área.

O longo período de vivência na floresta, o aprendizado adquirido com pais, parentes, vizinhos e índios, a herança cultural do Nordeste, a experiência e uso prático dos medicamentos à base de plantas permitiram aos seringueiros desenvolver um conhecimento de grande afinidade com as necessidades e condições locais.

Estes conhecimentos, diferentes conforme sexo e idade, vêm demonstrar que a divisão de trabalho na casa dos seringueiros acaba por desenvolver tipos de conhecimentos diferentes no uso das plantas e também a reciclagem que há dessas informações, passando para gerações mais novas, que podem substituir gradativamente as funções desempenhadas pelos mais idosos. Isso vem ocorrendo há três ou quatro gerações. Ainda sobre isso, o conhecimento é passado verbalmente ou acompanhando experiências práticas, uma vez que o nível de alfabetização é baixo, dificultando a manutenção e repasse das informações. O uso de linguagem escrita no repasse dos conhecimentos é muito pequeno.

O uso de rituais também foi uma marca na cultura dos seringueiros. Benzeduras, rezas e outros rituais espirituais mostram a religiosidade associada ao uso de plantas, com elementos de culto africano, caboclo e indígena, mas com forte influência católica.

Quanto às plantas citadas e seus usos

O conhecimento adquirido sobre a floresta local, o isolamento existente de outras fontes de informações, o pequeno acesso a sistemas de saúde pública e a carga cultural dos seringueiros determinam a utilização de plantas. Cerca de dois terços dessas plantas são originários da floresta local e um terço são plantas não amazônicas. Das amazônicas, há representantes de quase todos os hábitos e das quais são utilizadas quase todas as partes vegetais. Isso mostra que ao longo do tempo em que habitam a região, houve um grande aproveitamento das utilidades das plantas da floresta e grande uso pelos seringueiros, e que isso vem sendo reciclado no seu cotidiano, incorporando novas informações.

Embora ainda em menor percentagem, o número de espécies amazônicas cultivadas pode crescer, pois há um lento processo de domesticação das plantas. O nível de domesticação talvez não seja maior pela existência da floresta ainda praticamente intacta na maior parte da reserva, o que faz com que não haja a necessidade de ter a planta na casa, permanecendo ainda alguma tradição da cultura indígena, pois as plantas estão na floresta ao lado, disponíveis quando houver necessidade. Além disso, a baixa demanda colabora para a manutenção dessa situação.

A terça parte das plantas citadas, de origem não amazônica, principalmente europeia, indica a influência trazida do Nordeste e também de migrantes de outros estados, incorporando novas informações aos seringueiros.

O elenco das principais doenças e sintomas ocorrentes junto à comunidade seringueira na Reserva Chico Mendes é a principal referência para a procura e o uso de plantas para sua cura ou alívio. São doenças ou sintomas mais comuns do modo de vida da população local e também decorrentes da precariedade das condições sanitárias, de saúde, socioeconômicas e de alimentação.

Problemas mais simples, como os do aparelho respiratório, afecções cutâneas e febre representaram cerca de 58% de todas as espécies citadas, ou seja, problemas que podem ser resolvidos no atendimento primário de saúde, muito precário na região, são os que têm maior quantidade de plantas para curá-los.

Muitas espécies têm usos terapêuticos variados e outras espécies têm apenas uma única indicação. A concordância de uso dá uma ideia da importância relativa das plantas utilizadas pelos seringueiros na Reserva Chico Mendes, e pode servir de referencial para futuras pesquisas farmacológicas, conforme Amorozo & Gely, (1988). Espécies citadas mais vezes para uma única indicação podem sugerir pesquisas mais específicas.

A utilização de misturas de plantas para o preparo do medicamento indica uma percepção de ações sinérgicas entre os compostos existentes, constituindo-se em importantes informações para pesquisas posteriores. Algumas espécies parecem ser essenciais no preparo de alguns remédios, particularmente para problemas respiratórios, na forma de xaropes ou lambedores.

Outros problemas comuns na floresta, como malária e picadas de cobra insetos, também têm plantas específicas para o seu combate. Muitas delas têm uso exclusivo, como a surucuína para picadas de cobra e a pariquina e quina-quina para malária. São fortes indicativos para a pesquisa farmacológica.

As mais variadas formas de uso foram observadas, desde infusão, decocto, emplastro, xarope, banhos, fricção, garrafadas e outros, indicando conhecimentos nos compostos existentes nas plantas e sua forma de ação no corpo humano. Também houve uso de plantas associado a medicamento sintético e ainda uso de produtos de origem animal e mineral, denotando a influência da medicina ocidental e reminiscências da cultura indígena, respectivamente.

Contribuição do trabalho na organização e conscientização da comunidade

Junto com as questões de características botânicas e terapêuticas, este trabalho etnobotânico permitiu um acesso mais aprofundado da problemática de saúde, identidade cultural, da importância da floresta e das plantas medicinais. Tal situação dará maiores condições para que a comunidade organize programas de saúde mais adaptados às reais necessidades da comunidade, com o uso das informações sistematizadas e divulgadas. A elaboração do manual de uso das plantas poderá ser um forte elo de ligação. Além disso, o resgate e a valorização dos conhecimentos populares são fundamentais para que a cultura popular tenha o real destaque, contribuindo para as fases iniciais na pesquisa com plantas medicinais.

Informações importantes sobre o ambiente dessas plantas e seu manejo serão fundamentais para o aproveitamento sustentado desses recursos naturais e ainda subsidiarão pesquisas interdisciplinares. Também ajudarão a organizar dados acerca das plantas com ação farmacológica e com potencial terapêutico, ganhando com isso a sociedade.

O conhecimento das potencialidades dos recursos da floresta ajudará a comunidade a valorizá-los mais ainda e conservá-los melhor, e o entendimento do potencial econômico deles permitirá a compreensão dos direitos que a comunidade tem sobre a experiência, a tradição e os conhecimentos gerados e armazenados por ela como um direito à propriedade intelectual, cultural e científica, que deve ser respeitado e garantido.

A participação dos seringueiros em diversas etapas do trabalho, a discussão aberta e transparente acerca dos objetivos e problemas do trabalho permitiram uma experiência de valorização dos saberes e culturas da comunidade local e de sua própria identidade cultural, além de aumentar o debate sobre as maneiras de garantir o retorno à comunidade, caso as informações obtidas no trabalho resultem em ganho econômico por alguém ou por alguma empresa. Trabalhos futuros que venham a ser utilizados na reserva extrativista por outros pesquisadores serão analisados mais criticamente, não somente para o conhecimento de seus objetivos e estratégias, mas também para avaliar se estão de acordo com as necessidades da comunidade e quais as formas, condições e garantias de retorno do trabalho realizado aos seringueiros.

Contribuições a projetos futuros na reserva

O melhor conhecimento das plantas medicinais utilizadas pelos seringueiros na Reserva Extrativista Chico Mendes, de suas características ambientais, químicas e de uso pode ajudar na elaboração de projetos a serem propostos no local, adaptados às situações específicas encontradas durante o trabalho. Mesmo que a implantação dessas propostas dependa de fatores mais gerais da situação política, social e econômica do estado, ao pesquisador não compete eximir-se do dever de apresentar e discutir ideias e sugestões para isso. Além do compromisso de ordem pessoal, há o dever estabelecido entre as partes quando do início dos trabalhos, concordando com um dos objetivos deste levantamento.

Programa de Fitoterapia

Associado ao atual trabalho de saúde nos postos instalados na Reserva Chico Mendes, pode-se implantar, de modo complementar, uma proposta de utilização de plantas medicinais. As doenças e/ou sintomas mais comuns da população seringueira serviriam como um referencial inicial para a escolha das espécies a serem utilizadas. O atendimento primário nos postos de saúde é uma situação recomendada em todos os sistemas públicos existentes. Um treinamento para os agentes de saúde é fundamental e indispensável para que uma proposta desse tipo possa ser realizada. Mesmo a contratação de agentes de saúde que também tenham experiência no uso de plantas poderia ser efetuada. As plantas a ser utilizadas poderiam vir da própria floresta, em cada colocação, de material preparado pela Secretaria de Saúde ou ainda diretamente de hortos de plantas medicinais, em áreas dos postos de saúde, funcionando como "farmácias vivas". Plantas herbáceas e/ou arbustivas poderiam ser cultivadas nesse horto. Plantas arbóreas continuariam na floresta ou em áreas próximas. Para evitar os erros de utilização das plantas, poderia ser organizada uma pequena coleção de exsicatas para auxiliar no reconhecimento e identificação das espécies usadas. Devido à grande distância de Xapuri, um programa localizado ajudaria na rapidez de atendimento, além de constituir-se em uma alternativa bastante conhecida e utilizada pela população local.

Programa de manejo e/ou cultivo das espécies utilizadas

O grau de utilização das espécies medicinais, seja pela própria comunidade seringueira ou por uma eventual demanda externa poderá gerar a necessidade de obter quantidades maiores de material vegetal. Como observado nos dados do trabalho, pouco mais da metade das espécies usadas são amazônicas, não cultivadas. Para essas plantas, particularmente as espécies arbóreas, um programa de manejo sustentável poderia ser elaborado. Dados florísticos e fitossociológicos preliminares já estão disponíveis, a partir de trabalhos da Ufac e Funtac. Dependendo da parte da planta usada, trabalhos específicos devem ser realizados procurando avaliar a sustentabilidade das espécies, quando utilizados produtos não madeireiros. Frequência e intensidade de extração, evolução das diversas categorias etárias da população e outros são dados indispensáveis para uma segura avaliação. Espécies arbustivas e/ou herbáceas também poderiam receber experimentações visando avaliar sua sustentabilidade em seu ambiente natural, porém procedimentos mais acabados, visando aumentar seu grau de domesticação, também são necessários. Avaliações de rendimento de biomassa e teor de princípios ativos encontrados nas plantas quando colocadas em ambientes diferentes do original, como diferentes intensidades luminosas, nutrientes e água no solo, bem como época de colheita, precisam ser monitoradas para um sério processo de domesticação de plantas medicinais.

Referências bibliográficas

AKERELE, O. Medicinal plants: policies and priorities. In: AKERELE, O; HEYWOOD, V.; SYNG, H. (Eds.) *Conservation of medicinal plants*. Cambridge: Cambridge University Press, 1991. p.3-11.

ALEXIADES, M.N. *Guidelines for ethnobotanical field collectors*. Nova Iorque: The New York Botanical Garden, 1993. 105p.

ALLEGRETTI, M.H. *Reservas extrativistas*: uma proposta de desenvolvimento da floresta amazônica.Curitiba: Instituto de Estudos Amazônicos, 1987. 27p.

__________. Extractive reserves: An alternative for reconciling development and environmental conservation in Amazonia. In: ANDERSON, A. B.(Ed.) *Alternatives to deforestation*: steps toward sustainable use of the Amazon Rain Forest. Nova Iorque: Columbia University Press, 1990. p.252-64.

__________. Reservas extrativistas: parâmetros para uma política de desenvolvimento sustentável na Amazônia. In: ARNT, R.(Ed.) *O destino das reservas extrativistas e desenvolvimento sustentável na Amazônia*. Rio de Janeiro: Relume Dumará, 1994. p.17-48.

AMOROZO, M.C.; GELY, A. Uso de plantas medicinais por caboclos do Baixo Amazonas, Barcarena, PA, Brasil,

Bol.Mus.Para.Emílio Goeldi Nova Sér.Bot. v.4, n.1, p.47-131,1988.

ANDERSON, A.B. Estratégias de uso da terra para reservas extrativistas na Amazônia. *Pará Desenvolv.* n.25, 1989.

____________. *Alternatives to deforestation*: steps towards sustainable use of the Amazon Rain Forest. Nova Iorque: Columbia Univ. Press, 1990. 280p.

____________. Land-use strategies for successful extractive economies in Amazonia, *Adv. Econ. Botan.* n.9, 1992. p.67-77.

ANDERSON, A. et al *O destino da floresta* – reserva extrativista e desenvolvimento sustentável na Amazônia. Rio de Janeiro: Relume Dumará, 1994. 276p.

ANDERSON, A.B.; POSEY, D.A. Management of a tropical savanna by the Gorotire Kayapó of Brazil. *Adv. Econ. Botan.* n.7, 1989, p.159-73.

BALÉE, W.; GÉLY, A. Managed forest succession in Amazonia: The Ka'apor case, *Adv. Econ. Botan.*, n. 65, 1989. p.129-58.

BALGOOY, M.M.J. van Collecting. In: *Manual of the herbarium taxonomy* – theory and pratice. Nova Iorque: New York: Unesco, 1987. p.14-9.

BALICK, M.J. Ethonobotany of palms in the neotropics. *Adv. Econ. Botan.* v.1, 1984.

____________. Ethnobotany, drug development and biodiversity conservation – exploring the linkage. In: *Ethnobotany and the search for new drugs,* CIBA Fundation Symposium 185. Nova Iorque: John Wiley & Sons, 1994. p.4-24.

BALICK, M.J. & MENDELSOHN, R. Assessing the economic value of traditional medicines from tropical rain forest. *Cons. Biol*, v.6, 1992. p.128-30.

BARTON, J.H. Ethnobotany and intellectual property rights. In: *Ethnobotany and the search for new drugs*, Ciba Foundation Symposium 185. Nova Iorque: John Wiley & Sons, 1994. p.214-28.

BERG, M.E. Contribuição à flora medicinal do Estado do Mato Grosso. *Ciênc. Cult.* v.33, suppl., 1980. p162-70.

BERG, M.E. *Plantas medicinais na Amazônia* - contribuição ao seu conhecimento sistemático. Belém: CNPq/Programa do Trópico Úmido,1982. 223p.

__________. Identificação botânica de plantas místicas da Amazônia. In: CONGRESSO NACIONAL DE BOTÂNICA, 42, 1991, Goiânia. *Resumos...* Goiânia: Universidade Federal de Goiás, 1991. p.203.

BERG, M.E. & SILVA, M.H.L. da. Contribuição ao conhecimento da flora medicinal de Roraima, *Acta Amazônica*, v.18, 1988. p.23-35.

BODLEY, J.H. Preliminary ethnobotany of the Peruvian Amazon, *Rep. of investig.* Labor. Anthrop., Washington State University, n.55, 1978. p.1-33.

BRAGA, R. *Plantas do Nordeste, principalmente do Ceará.* 3.ed.Mossoró, Escola Superior de Agricultura de Mossoró, 1976, v.42. 540p.

BRANCH, L.C.; SILVA, M.F. da. Folkmedicine of Alter do chão, Pará-Brazil, *Acta Amazônica,* v.13, 1983. p.737-97.

BRITO, A.R.M.S., BRITO, A.A.S. Fourty years of Brazilian medicinal plant research. *J. Ethnopharmacol.*, v.39, 1993. p.53-67.

BROWDER, J.O. The limits of extractivism - Tropical forest strategies beyoud extractive reserves. *Bioscience* v.42, 1992. p.174-82.

BROWN, I.F. Defraying judgement, *Bioscience* v.42, 1991, p.397-8.

BROWN, I.F.et al. *Estoque de carbono e uso da terra em reservas extrativistas, Acre, Brasil.* Rio Branco: Universidade Federal do Acre, 1994, 12p.(Mimeogr.)

BRUSH, S.B. Indigenous knowledge of biological resources and intellectual property rights: The role of Anthropology. *Am. Anthropologist*, v.95, 1993. p.653-71.

CAMARGO, M.T.L.A. *Medicina Popular.* Aspectos metodológicos para pesquisa. São Paulo: Almed., 1985.130p.

CARLINI, E.A. Pesquisa com plantas brasileiras usadas na medicina popular, *Rev. Assoc. Med. Bras.* v.29. 1983. p.109-10.

CASTETTER, E.F. The domain of ethnobiology. In: FORD,R.I. (Ed.) *An ethnobiology source book* – the use of plants and animals by American Indians. Nova Iorque: Garland Publishing, 1986. p.158-70.

CLEMENT, C.R. Pupunha, uma árvores doméstica, *Cienc. Hoje*, v.5, n 29, 1987. p.42-9.

CNS – CONSELHO NACIONAL DOS SERINGUEIROS – *Relatório do levantamento socioeconômico da Reserva Chico Mendes e projetos de assentamento extrativistas da Região do Vale do Acre – Purus*. Rio Branco, 1992. 110p.

CNS - CONSELHO NACIONAL DOS SERINGUEIROS – *Relatório socioeconômico e cadastro da Reserva Extrativista Chico Mendes*. Rio Branco,1992. 58p.

COX, P.A. The ethnobotanical approach to drug discovery: strengths and limitations. In: *Etnobotany and the search for new drugs*. CIBA Fundation Symposium. Nova Iorque: John Wiley & Sons, 1994. p.25-41.

CUELLAR, C.L.R. *Observaciones etnobotánicas sobre algunas especies utilizadas por la comunidad indígena Andoque (Amazonas, Colombia)*. Bogotá: Universidad. Nacional de Colombia, 1983. 115p.

CUNNINGHAM, A.B. *Ethics, ethnobiological research and biodiversity*, Gland: World Wide Fund for Nature, 1993. 44p.

DALY, D. Extractive reserves: a great new hope. *Garden*, nov/dec 1990. p.14-32.

DI STASI, L.C.et al. *Plantas medicinais na Amazônia*. São Paulo: Editora Unesp, 1989. 194p.

ELISABETSKY, E. New directions in ethnopharmalogy. *J. Ethnobiol*. v.6, n.1, 1986. p.121-8.

__________. Folklore, tradition or know-how? *Cult. Survival*, v.15, n.3, 1991. p.9-13.

__________. Sociopolitical, economical and ethical issues in medicinal plant research. *J.Ethnopharmacol*. v.32, 1991. p.235-9.

ELISABETSKY, E; CASTILHO, Z.C. Plants used as analgesics by amazonian caboclos as a basis for selecting plants for investigations. *Int. Crude Drugs Res*. v.28, n.4, 1990. p.309-20.

ELISABETSKY, E.; MORAES, J.A.R. de. Ethnopharmacology: a technological development strategy. In: POSEY, D.A.; OVERAL, W.L.(Eds.) *Ethnobiology:* implications and applications. Belém: Museu Paraense Emílio Goeldi, 1990, p.111-8.

ELISABETSKY, E.; POSEY, D.A. Ethnopharmacological search for antiviral compounds: treatment of gastro intestinal disorders by Kayapó medical specilists. In: *Ethnobotany and the search for new drugs*, Ciba Foundation Symposium 185. Nova Iorque: John Wiley & Sons, 1994. p.77-101.

ELISABETSKY, E; SETZER, R. Caboclo concepts of disease, diagnosis, and therapy: implications for ethnopharmacology and health systems in Amazonia. In: PARKER, E.P. (Ed.) *The Amazon Caboclo*: historical and contemporany perspectives. Williamsborg: Studies on Third World Societies, 1987. p.243-78.

EMPERAIRE, L., DELAVAUX, J.J. *Projeto "Enciclopédia do Seringueiro"* – Reserva Extrativista do Alto Juruá – Acre – Etnobotânica (Relatório de Campo). Manaus: ORSTOM, 1992.12p.(Mimeogr.)

EMPERAIRE, L., DELAVAUX, J.J. *Etnobotância* – Reserva Extrativista do Alto Juruá – Acre (Relatório de Campo). Manaus: INPA, 1992. 38p.

EMPERAIRE, L.; PINTON, F. Ecological and socio-economic aspects of extractivim on the middle Rio Negro. In: HADLIK,C.M. et al. (Eds.) *Tropical forests, people and food* – Biocultural interactions and applications to development. Paris: Unesco, 1993. p.783-8.

ETKIN, N.L. Anthropological methods in ethnopharmacology. *J. Ethnopharmaco.*, v.38, 1993. p.93-104.

FARNSWORTH, N.R. Ethnopharmacology and future drug development: the North American experience. *J. Ethnopharmacol.*, v.38, 1993. p.145-52.

FEARNSIDE, P.M. Extractive Reserves in Brazilian Amazonia – an opportunity to maintain tropical rain forest under sustainable use. *Bioscience*, v.39, n.6, 1989. p.387-93.

FIDALGO, O; BONONI, V.L.R. *Técnicas de coleta, preservação e herborização de material botânico*. São Paulo: Instituto de Botânica, 1989. 62p.

FIGUEIREDO, L.F. de A; GRANJA e BARROS, M.A. Fenologia de Plantas medicinais usadas em doenças tropicais. In: CONGRESSO NACIONAL DE BOTÂNICA, 42, 1991, Goiânia. *Resumos* ... Goiânia: Universidade Federal de Goiás, 1991. p.20.

FORD, R.I. *An ethnobiology source book* – the use of plants and animals by American Indians. Nova Iorque: Garland Publishing Inc., 1986. 170p.

FORERO-PINTO, L.E. Etnobotânica de las comundades indígenas Cuna y Waunana, Choco, Colombia, *Cespedesia*, v.9, n.33-34, 1980. p.117-293.

GLENBOSKI, L.L. *The ethonobotany of the Tukuna Indians, Amazonas, Colombia*. Bogotá: Universidad Nacional de Colombia, 1983. 95p.

GOMES, M.E.A.C.; FELIPPE, L.D. Tutela jurídica sobre as reservas extrativistas. In: *ARNT, R. (Ed.) Destino da Floresta* – reservas extrativistas e desenvolvimento sustentável na Amazônia. Rio de Janeiro: Relume Dumará, 1994. p.73-90.

GOTTLIEB.O. Chemical studies on medicinal *Myristicaceae* from Amazonia. *J. Ethnopharmacol*, v.1, 1979. p.309-43.

GRAY, A. The Impact of biodiversity conservation on indigenous peoples. In: SHILVA, V. et al. (Eds.) *Biodiversity – social and ecological perspectives*. Londres: Zed Books., 1991. p.59-76.

HAMANN, O. The joint IUCN-WWF plant conservation program and its interest in medicinal plants. In: AKERELE, O.; HEYWOOD, V.; SYNG, H. *Conservation of medicinal plants*. Cambridge: Cambridge University Press, 1991. p.13-24.

HARSHBERGER, J.W. The purposes of ethnobotany. *The American antiquarian*. v.17, n.2, 1986. p.73-81.

HECHT, S.B. Valuing and uses in Amazonia: colonist agriculture, cattle and petty extraction in comparative perspective. In: REDFORD, K.A., PADOCK, C. (Eds.) *Conservation of neotropical forest* – Working from traditional resource use. Nova Iorque: Columbia University Press, 1992. p.379-99.

HECHT, S.; COCKBURN, A. *The fate of the forest* – developers, destroyers, and defenders of the Amazon. Londres: Verso, 1989. 191p.

HECHT, S.B.; POSEY, D.A. Preliminary results of soil management techniques of the Kayapó Indians. *Adv. Econ. Bot.* v.7, 1989. p.174-88.

HEDBERG, I. Botanical methods in ethnopharmacology and the need for conservation of medicinal plants. *J. Ethnopharmacol.* v.38, 1993. p.121-8.

HICKS, I. *La etnobotánica y el estudio de la ecologia cultural*. Assunción: Suplem. Antropol. Rev. Ateneo Paraguayo, 1967, 25p.

HLADIK,C.M.et al. *Tropical forests, people and food* – Biocultural interactions and applications to development. Nova Iorque: The Parthenon Publishing Group, 1993. 804p.

HOMMA, A.K.O. *Extrativismo vegetal na Amazônia* – limites e oportunidades. Brasília: Embrapa , 1993. 202p.

IMAC, *Atlas geográfico Ambiental do Acre*. Rio Branco: Secretaria de Meio Ambiente do Acre, 1991, 48p.

IRVINE, D. Succession management and resource distribution in an Amazonian rain forest. *Adv. Econ. Bot.*, v.7, 1989. p.223-37.

JAIN, S.K. *Glimpses of Indian etnnobotany*. New Delhi: Oxford & IBH, 1981. 80p.

JAIN, S.K. Ethnobotany, its scope and various subdisciplines. In: JAIN, S.K. (ed). *A manual of ethnobotany,* 1987. p.1-11.

JOHNS, T.; KOKWARO, J.O.; KIMANANI, E.K. Herbal remedies of Siaya Districti, Kenya: establishing quantitative criteria for consensus. *Econ. Bot.* v.44, 1990. p.369-81.

KAGEYAMA, P.Y. *Extractive Reserves in Brazilian Amazonia and genetic resources conservations*. Piracicaba: Escola Superior de Agricultura Luiz de Queiroz, 1991. 12p.

KAINER, K.A. *Tapping women's knowledge*: a study of plant resource use in extractive reserves. Florida, 1991. 91p. (Master Science Thesis) University of Florida.

KAINER, K.A.; DURYEA, M.L. Tapping women's knowledge: plant resource use in extractive reserves, Acre, Brazil, *Econ. Bot.*, v.46, 1992. p.408-25.

KLOPPENBURG JR, J. No hunting, *Cult. Survival*, v.15, 1991. p.14-8.

LEWIS, W.H.; ELVIN-LEWIS, M.P. Basic, quantitative and experimental research phases of future ethnobotany with reference to the medical plants of South America. In: *Ethnobotany and the search for new drugs*, CIBA Foundation Symposium 185. Nova Iorque: John Wiley & Sons, 1994. p.60-76.

LIPP, F.J. Methods for ethnopharmacological field work. *J. Ethnopharmacol.*, v.25, 1989. p.135-52.

MATOS, F.J.A.; *Introdução à Fitoquímica Experimental*. Fortaleza: Editora UFC, 1988. 126p.

McNEELY, J. *Economics and biological diversity* - developing and using economic incentives to conserve biological resources. Gland: IUCN, 1988. 237p.

MENDES, F. *Chico Mendes por ele mesmo*. 3.ed. Rio de Janeiro: Fase, 1989. 72p.

MENEZES, M.A. As reservas extrativistas na luta de Chico Mendes. *Reforma Agrária*, v. 19, n.1, 1989. p.17-25.

__________. Reservas extrativistas – por uma reforma agrária ecológica. *Ciênc. Hoje*, v.11, n.64, p.4-7, 1990.

__________. As reservas extrativistas como alternativa do desmatamento na Amazônia. In: ARNT, R. (Ed.) *O Destino da floresta* – reservas extrativistas e desenvolvimento sustentável na Amazônia. Rio de Janeiro: Relume Dumará,1994. p.49-72.

MILLIKEN, W. et al. *The ethnobotany of the Waimiri Atroari Indian of Brazil*. Londres: Royal Botanic Garden-Kew, 1992.136p.

MING, L.C.; FERREIRA, L.A. *Plantas Medicinais utilizadas pelos seringueiros na Reserva Extrativista Chico Mendes – Acre* (Notas preliminares). Curitiba: Universidade Federal do Paraná, 1992. 12p.(Mimeogr.)

MINISTÉRIO DA PREVIDÊNCIA E ASSISTÊNCIA SOCIAL /MPAS - LBA - *Cartilha de Plantas Medicinais* – Região Amazônica. Manaus, 1987. 59p.

MOLDENKE, H.N. Aditional notes on the genus *Lippia* IV, *Phytologia*, v.38, n.5, 1978. p.385-405.

MORI, S.A. et al. *Manual de manejo do herbário fanerogâmico*, 2.ed. Ilhéus: Ceplac, 1989. 298p.

NUNES, J.R.P. *Modernização da agricultura* - pecuarização e mudanças, o caso do Alto Purus. Rio Branco: Edit. Tico-Tico, 1991.121p.

OLIVEIRA, R.R. de; SILVA, R.R. da.; RODRIGUES, P. Recursos da mata utilizados por seringueiros da Reserva Extrativista Mapiá - Inavini (AM). In: CONGRESSO NACIONAL DE BOTÂNICA, 42,1991, Goiânia, *Resumos*,...Goiânia: Universidade Federal de Goiás, 1991. p.9-23.

PELTO, P.J.; PELTO, G.H. Field methods in medical anthropology. In: JOHNSON, T.M. SARGENT, C.F. (Eds.) *Medical anthropology* – a handbook. 1990. p.269-97.

PETERS, C.M. GENTRY, A.H. MENDELSOHN, R.O. Valuation of an Amazonian rain forest, *Nature*, v.339, 1989. p.655-6.

PHILLIPS, O. & GENTRY, A.H. The useful plants of Tambopata, Peru: I. statistical hypothesis tests with a new quantitative technique. *Econ. Bot.* v.47, n.1, 1993. p.15-32.

PINARD, M. Impacts of stem harvesting on populations of *Iriartea deltoidea* (*Palmae*) in an extractive reserve in Acre, Brazil, *Biotropica*, v.25, n.1, 1993. p.2-14.

PLOTKIN, M.J. *Conservation and ethnobotany in tropical South America.* Gland: World Wide Fund for Nature (WWF report), 1982. 43p.

PLOTKIN, M.J. Traditional knowledge of medicinal plants – the search for new jungle medicine. In: AKERELE, O; HEYWOOD, V.; SYNG, H. *Conservation of medicinal plants.* Cambridge: Cambridge University Press, 1991. p.53-63.

POSEY, D.A. A preliminary report on diversified management of tropical forest by the Kayapó Indians of the Brazilian Amazon. *Adv. Econ. Bot.*, v.1, 1984. p.42-126.

__________. Intellectual property rights: what is the position of ethnobiology? *J. Ethnobiol.* v.10, n.1, 1990. p.93-8.

__________. The application of ethnobiology in the conservation of dwindling natural resources: lost knowledge on options for the survival of the planet. In: POSEY, D.A.; OVERAL, W.L. *Ethnobiology*: implications and applications. Belém: Museu Paraense Emílio Goeldi, 1990. p.47-58.

PRANCE, G.T. Ethnobotanical notes from Amazonia, Brazil. *Econ. Bot.* v.26, n.3, 1972. p.221-37.

__________. The increased importance of ethnobotany and under exploited plants in a changing Amazon. In: *Change in the Amazon basin*. Manchester: Manchester University Press, 1985. p.129-35.

__________. What is ethnobotany today? *J. Ethnopharmacol.*, v.32, 1991. p.209-16.

PRANCE, G.T.; BALÉE, W.; BOOM, B.M. Quantitative ethnobotany and the case for conservation in Amazonia. *Conserv. Biol.*, v.1, n.4, 1987. p.296-310.

RAO, R.R. & HAJRA, P.K. Methods of research in ethnobotany. In: JAIN, S.K.(Ed.) *A manual of ethnobotany*. Jodhpur: Scientific Publisher, 1987. p.33-41.

REDFORD, K.H. & PADOCH, C. *Conservation of neotropical forest* – working from traditional resource use. Nova Iorque: Columbia University Press,1992. 450p.

REVKIN, A. *The burning season* – the murder of Chico Mendes and the fight for the Amazon rain forest. Boston: Houghton Mifflin, 1990. 317p.

RICHARDSON, W.N.; STUBBS, T. *Plants, agriculture & human society*. Melo Park: W.A. Benjamin, 1978. 357p.

SALAFSKY, N.; DUGELBY, B.L.; TERBORGH, J.W. Can extractive reserves save the rain forest? an ecological and socio-economic comparison of nontimber forest product extraction systems in Petén, Guatemala and West Kalimantan, Indonesia, *Conserv. Biol.*, v.7, n.1, 1993.

SCHULTES, R.E. Indícios da riqueza etnofarmacológica do noroeste da Amazônia, *Acta Amazônica*, v.9, n.1, 1979. p.209-15.

__________. Fifteen years of study of psycho active snuffs of South America: 1967-82 – a review . *J. Ethnopharmacol*, v.11, 1984. p.17-32.

__________. *Where the gods reign* – plants and peoples of the Colombian Amazon. Oracle: Synergetic Press, 1988. 289p.

__________. The reason for ethnobotanical conservation. In: AKERELE, O.; HEYWOOD, V.; SYNG, H. (Eds) *Conservation of medicinal plants*. Cambridge: Cambridge University Press, 1991. p.65-75.

SCHULTES, R.E. & RAFFAUF, R.F. *The healing forest* – medicinal and toxic plants of north west Amazonia. Portland: Dioscorides Press, 1990. 484p.

SOUZA, M. *O empate contra Chico Mendes*. 2.ed. São Paulo: Marco Zero, 1990. 168p.

SOUZA, J.M.A. de; LOTUFO, U.D.; GAMA, Z.A.G.P. da. Estudos de etnobotânica da Floresta Estadual do Antimari. In: CONGRESSO NACIONAL DE BOTÂNICA, 43, 1992, *Resumos*... São Luiz: Universidade Federal do Maranhão, 1992. p.43.

SPJUT, R.W. Limitations of a random survey: search for new anticancer drugs in higher plants. *Econ. Bot.*, v.39, n.3, 1985. p.266-88.

TOCANTINS, L. *Formação histórica do Acre*. 3.ed., v.2. Rio de Janeiro: Civilização Brasileira, 1979. 439p.

THRUPP, L.A. Legitimizing local knowledge: from displacement to empowerment for Third World People. *Agriculture and Human Values*, v.2, 1989. p.13-24.

UFAC – UNIVERSIDADE FEDERAL DO ACRE, *Cooperação interinstitucional (UFAC-NYBG) para a realização de estudos botânicos estado do Acre – Plano de trabalho*, 1990. 18p.

VIEIRA, L.S. *Fitoterapia da Amazônia* – manual das plantas medicinais. São Paulo: Agronômica Ceres , 1992. 347p.

XOLOCOTZI, E.H. El concepto de etnobotánica. In: *Memorias del Simposio de Etnobotánica*. México, Ciudad de México, 1982. p.12-7.

__________. Experiences leading to a greater emphasis on man in ethnobotanical studies. *Econ. Bot.*, v.41, n.1, 1987. p.6-11.

Apêndices

I. Lista das exsicatas estudadas por família

AMARYLLIDACEAE

– *Eucharis cyanaeosperma* Meerow

leg. L. A. Ferreira 151 (BOTU, UFAC, NY)

AMARANTHACEAE

– *Celosia argentea* L.

leg. T. Plowman 14.387 (NY)
A.R. Betchel 11.427 (NY)
L.C. Ming 380 (BOTU, UFAC, NY)

ANACARDIACEAE

– *Spondias mombin* L.

leg. G.T. Prance 30.385 (NY)
A.B. Anderson 2016 (NY)
T. Plowman et al 8702 (NY)
L. C. Ming 367 (BOTU, UFAC, NY)

– *Anacardium occidentale* L.

leg. J.J. Pipoly 11.569 (NY)
J.M. Pires 1976 (NY)
INPA 122.225.

– *Mangifera indica* L.

leg. W.L. Baleé 1059 (NY)
P.J. Barbour 5452 (NY)

ANNONACEAE

– *Annona montana* Macfayden

leg. W.L. Baleé & B.G. Ribeiro 1884 (NY)
G.T. Prance & N.T. Silva 59.299 (NY)
D. Daly et al 607 (NY)
L. C. Ming 354 (BOTU, UFAC, NY)

– *Annona muricata* L.

leg. J.E. Ramos 646 (INPA, NY)
A.V. Pinkley 99 (NY)
B.A. Krukoff 5153 (NY)
L.C. Ming 368 (BOTU, UFAC, NY)

APIACEAE

– *Eryngium foetidum* L.

leg. W.C. Holmes 4018 (NY)
NY 2311

– *Foeniculum vulgare* P. Miller

leg. L.C. Ming 331 (BOTU, UFAC, NY)

APOCYNACEAE

– *Aspidosperma vargasii* A.D.C.

leg. L.C. Ming 227, (BOTU, UFAC, NY)

– *Thevetia peruviana* (Pers.) Schuman

leg. D. Herbst 2011 (NY)

– *Geissospermum* cf *sericeum* (Sagot) Benth.

leg. M. Nee 34543 (NY)
FUNTAC 977 (UFAC)
L.C.Ming 361 (BOTU, UFAC, NY)

– *Himatanthus sucuuba* (Spruce ex Muell. Arg.) Woodson
leg. B.A. Krukoff 7195 (NY)
INPA 24802 (NY)
E. Groeld. 4301 (NY)
L.C. Ming 327 (BOTU, UFAC, NY)

ARACEAE

– *Heteropsis* spp.
leg. INPA 12.220 (*H. integrifolia*) (NY)

– *Dracontium loretense* Krause
leg. J. Salick 7270 (NY)
L.C. Ming 355 (BOTU, UFAC, NY).

ARECACEAE

– *Euterpe precatoria* Mart.
leg. C.E. Cerón 3401 (NY)

ASTERACEAE

– *Acmella ciliata* (H.B.K.) Cassini
leg. INPA p 21.787 (NY)
NY 3733 (NY)
NY 3635 (NY)
L.A. Ferreira 092 (BOTU, UFAC, NY)
L.C. Ming 371 (BOTU, UFAC, NY)

– *Vernonia albifita* Gleason
leg. INPA 9 (NY)

– *Vernonia condensata* Baker
leg. L.C. Ming 319 (BOTU, UFAC, NY)

– *Bidens pilosa* L.
leg. NY 776 (NY)
L.A. Ferreira 140 (BOTU, UFAC, NY)

– *Tagetes patula* L.
leg. L.A. Ferreira 127 (BOTU, UFAC, NY)
L.C. Ming 313 (BOTU, UFAC, NY)

– *Elephantopus pseudetephantopus*
leg. L.C. Ming 387 (BOTU, UFAC, NY)

BIGNONIACEAE

– *Martinella obovata* (H.B.K.) Bureau & Schum.
leg. L.A. Ferreira 109 (BOTU, UFAC, NY)

– *Jacaranda copaia* (Aublet) D. Don subsp. *spectabilis* (Mart. ex A.P. de Candolle) A. Gentry
leg. L.C. Ming 399 (BOTU, UFAC, NY)

– *Arrabidaea chica* (Humb. & Bonpl.) Verlot
leg. L.A. Ferreira 118 (BOTU, UFAC, NY)

– *Tynanthus panuriensis* (Bureau) Sandwith
leg. L.C. Ming 328 (BOTU, UFAC, NY)

– *Tanaecium nocturnum* (Barb. Rodr.) Bureau & Schum.
leg. L.C. Ming 386 (BOTU, UFAC, NY)

BORAGINACEAE

– *Symphythum officinale* L.
leg. Biltomore Herb. 34296 (NY)
Cornell Univ. Herb 6325 (NY)

BRASSICACEAE

– *Brassica oleraceae* L. var. *acephala* DC.
leg. A. Bennet 958 (NY)

BURSERACEAE

– *Protium rhynchophyllum* (Rusby) ined.
leg. D. Daly et al 6135 (NY)
R. Seidel & M. Humadai 4639 (NY)
C.A. Sothers & J. Araújo 027 (NY)
L.C. Ming 396 (BOTU, UFAC, NY)

– *Tetragastris cerradicola* Daly sp. nov.
leg. L.C. Ming 396 (BOTU, UFAC, NY)

CAESALPINIACEAE

– *Caesalpinia ferrea* Mart.
leg. D. dAly & C.A. Ferreira 6945 (NY)
L.A. Ferreira 137 (BOTU, UFAC, NY

– *Copaifera reticulata* Ducke
leg. S.T.G. 5875 (NY)

– *Hymenaea intermedia* Ducke
leg. L.C. Ming 394 (BOTU, UFAC, NY)
– *Hymenaea courbaril* L.
leg. W.A. Archer 7559 (NY)
T. Plowman 7763 (NY)
– *Senna occidentalis* (L.) Link
leg. M. Moraes 170 (NY)
L.A. Ferreira 094 (BOTU, UFAC, NY)

CAPPARIDACEAE
– *Cleome spinosa* Jacquin
leg. K. Kainer 77 (UFAC, NY)
B.M. Boom & S.A. Mori 14201 (NY)
L.C. Ming 388 (BOTU, UFAC, NY)

CAPRIFOLIACEAE
– *Sambucus australis* Cham. & Schlecht.
leg. UPCB 20.515 (NY)
HBR 22.610 (NY)
L.A. Ferreira 151 (BOTU, UFAC, NY)

CARICACEAE
– *Jacaratia digitata* (P. & E.) Solms Laubach
leg. L.C. Ming 392 (BOTU, UFAC, NY)

CECROPIACEAE
– *Cecropia* cf *polystachya* Trécul
leg. M. Nee 39842 (NY)
F. Casas 8241 (NY)
M. Nee 37514 (NY)

CHENOPODIACEAE
– *Chenopodium ambrosioides* L.
leg. D. Daly et al 6105 (NY)
J.C. Solomon 17760 (NY)
E.P. Heringuer 11031 (NY)
L.A. Ferreira 100 (BOTU, UFAC, NY)

CLUSIACEAE
– *Vismia guianensis* (Aubl.) Choisy
leg. L.A. Ferreira 143 (BOTU, UFAC, NY)

CONVOLVULACEAE
– *Operculina hamiltonii* (G. Don) Austin & Staples
leg. INPA 113.417 (NY)
G.S. Bunting 4620 (NY)
W.R. Anderson 7008 (NY)

COSTACEAE
– *Costus scaber* R. & P.
leg. J.J.Pipoly 11.647 (NY)
INPA 104.151
INPA 23.923 (NY)
L.C. Ming 347 (BOTU, UFAC, NY)

CRASSULACEAE
– *Kalanchoe pinnata* (Lamark) Persoon
leg. A. gentry 9.499 (NY)
W.J. Dennis 29.220 (NY)
L.A. Ferreira 130 (BOTU, UFAC, NY)

EUPHORBIACEAE
– *Ricinus communis* L.
leg. M.F. Silva 1828 (INPA, NY)
E.P. Killip & A.C, Smith 14.025 (NY)
– *Jatropha curcas* L.
leg. W.D. Jong 86 (NY)
M. Nee 41135 (NY)
Y. Roca & M. Saldias 1270-B
L. A. Ferreira 105 (BOTU, UFAC, NY)
– *Jatropha gossypifolia* L.
leg. K. Kainer 98 (UFAC, NY)
G.T. Prance & N.T. Silva 58499 (INPA, NY)
L.A. Ferreira 104 (BOTU, UFAC, NY)
– *Phyllanthus* cf *niruri* L.
leg. G.L. Webster & A. Pott 25372 (NY)
W.H. Camp 3726 (NY)
L.A. Ferreira 107 (BOTU, UFAC, NY)
– *Hevea brasiliensis* (Willd. ex Adr. Juss.) M. Arg.
leg. R.E. Schuts 8256 (NY)
B.A. Krukoff 1693a (NY)

FABACEAE
– *Tachigali rusbyi* Harms
leg. L.C. Ming 374 (BOTU, UFAC, NY)
– *Torresea acreana* Ducke
leg. M.G. Silva & C. Rosário 4800 (NY)
B.A. Krukoff 10596 (NY)
R.L. Magin 22 (NY)

ICACINACEAE

– *Humirianthera ampla* (Miers) Baehni
leg. L.C. Ming 366 (BOTU, UFAC, NY

IRIDACEAE

– *Eleutherine bulbosa* (Mill.) Urban
leg. C. Peters 137 (NY)
E.L. Elman 16647 (NY)
H.A. Van Herman 96 (NY)
L.A. Ferreira 113 (BOTU, UFAC, NY)

LAMIACEAE

– *Ocimum campechianum* Mill.
leg. M. Nee 42295 (NY)
K. Nee 37767 (NY)
H. Balslev 4878 (NY)
L.C. Ming 357 (BOTU, UFAC, NY)

– *Mentha x piperita* L.
leg. S.R. Hill 18754 (NY)
W. Fischer 277 (NY)
M.W. Gorman 4742 (NY)

– *Coleus amboinicus* Lour.
leg. K. Kainer 8 (NY)
E.C. Leonard 3205 (NY)
L.A. Fereira 126 (BOTU, UFAC, NY)

– *Coleus barbatus* L.
leg. R.E.S. Tanner 3296 (NY)
R.E.S. Tanner 1145 (NY)

– *Pogostemon heyneanus* Benth.
leg. A.B. Anderson 1183 (NY)
NY 2297

– *Mentha pulegium* L.
leg. S.R. Hill 16884 (NY)
W. H. Baker 4758 (NY)
G.H. Trve 4309 (NY)
O. Paci 606 (NY)

– *Leonurus sibiricus* L.
leg. H.S. Irwin 2007 (NY)
M. Nee 4290 (NY)
IB 64211

– *Scutellaria agrestis* St. Hil. ex Benth.
leg. B.D. Pickel 2422 (NY)
L.a. Ferreira 111 (BOTU, UFAC, NY)

– *Mentha* cf *arvensis L.*
leg. B. Anderson 3106 (NY)

LAURACEAE

– *Persea americana* Mill.
leg. N.F. Bracelin 1233 (NY)
W.C. Brumbach 7858 (NY)
J. Popenoc 219 (holotipo) (NY)

– *Aniba canelilla* (H.B.K.) Mez.
leg. C.R. Sperling 6234 (NY)
M.G. Silva & R. Bahia INPA 104.696

MALVACEAE

– *Gossypium barbadense* L.
leg. L.C. Ming 329 (BOTU, UFAC, NY)

– *Sida rhombifolial* L.
leg. L.A. Ferreira 129 (BOTU, UFAC, NY)

MELIACEAE

– *Carapa guianensis* Aublet
leg. D. Daly et al 3906 (NY)
B.V. Rabelo 2886 (NY)

– *Cedrela odorata* L.
leg. R. Foster 9914 (NY)
G.T. Prance et al 24193 (NY)
B.A. Krukoff 1680 (NY)
L.C. Ming 363 (BOTU, UFAC, NY)

MORACEAE

– *Castilla ulei* Warburg
leg. K. Kainer 113 (UFAC, NY)
B. Nelson 802 (NY)
INPA 6791 (NY)
L.C. Ming 364 (BOTU, UFAC, NY)

– *Maclura tinctoria* (L.) D. Don ex Stendl.
leg. M. Nee 39.586 (NY)
INPA 13.386
INPA 97.966

MYRISTICACEAE

– *Iryanthera juruensis* Warburg
leg. D. Daly 6690 (UFAC, NY)
B.W. Nelson et al 528 (NY

NYCTAGINACEAE

– *Mirabilis jalapa* L.
leg. R. Kral 44.423 (NY)
A.H. Curtiss 6541 (NY)
J.K. Small 5451 (NY)
L.C. Ming 341 (BOTU, UFAC, NY)

PHYTOLACCACEAE

– *Petiveria alliacea* L.
leg. INPA 107.182
G.L. Sobel et al 3210 (NY)
J. Schinke 2790 (NY)
L.A. Ferreira 127a (BOTU, UFAC, NY)

PIPERACEAE

– *Pothomorphe peltata* (L.) Miquel
leg. C.L. Smith 98 (NY)
C.G. Pringle 6159 (NY)
L.A. Ferreira 121 (BOTU, UFAC, NY)
L.C. Ming 305 (BOTU, UFAC, NY)

– *Peperomia pellucida* (L.) H.B.K.
leg. S.M.C. Topper et al 504 (NY)
INPA 104.573
G. Davidse 4200 (NY)
L.C. Ming 352 (BOTU, UFAC, NY)
L.C. Ming 391 (BOTU, UFAC, NY)

– *Piper callosum* H.B.K,
leg. M. Rimachi 6966 (NY)
C.A. Ferreira 4230 (NY)
INPA 112.292
INPA 106.154
B. Boom 5059 (NY)
L.C. Ming 397 (BOTU, UFAC, NY)

POLYGALACEAE

– *Polygala acuminata* Willdenow
leg. J. Schunke 3299 (NY)
M. Nee 40902 (NY)
L.A. Ferreira 150 (BOTU, UFAC, NY)
L.C. Ming 346 (BOTU, UFAC, NY)

PORTULACACEAE

– *Portulaca pilosa* L.
leg. INPA 18.837
R.M. Harley 16.253 (NY)
B.G.C. Ribeiro et al 61 (NY)

– *Talinum paniculatum* (Jacquin) Gaertner
leg. M. Nee 34.226 (NY)
G. Vieira et al 485 (NY)
L.A. Ferreira 120 (BOTU, UFAC, NY)

RUBIACEAE

– *Uncaria guianensis* (Aublet) Gmelin
leg. L.C. Ming 382 (BOTU, UFAC, NY)

– *Hamelia patens* Jacq.
leg. L.C. Ming 379 (BOTU, UFAC, NY)

– *Faramea corymbosa* Aublet
leg. L.C. Ming 395 (BOTU, UFAC, NY)

– *Chomelia paniculata* (DC.) Steyerm
leg. L.C. Ming 375, 398 (BOTU, UFAC, NY)

RUTACEAE

– *Citrus sinensis* Osbeck
leg. T.G. Yuncker 10167 (NY)
H. Hürlimann 631 (NY)

– *Citrus aurantifolia* (Christmann) Swingle
leg. P.G. Howard et al 19130 (NY)

– *Citrus limon* (L.) Burm.
leg. T. Plowman et al 10.907 (NY)

– *Citrus reticulata* Blanco
leg. T. Plowman et al 10.919 (NY)
W.C. Brumbach 8911 (NY)

– *Galipea longiflora* Krause
leg. J. Soloman 19.115 (NY)
C. Chavez 58 (NY)
F. Ortiz 243 (NY)
L.C. Ming 393 (BOTU, UFAC, NY)

SCROPHULARIACEAE

– *Scoparia dulcis* L.
leg. L.A. Ferreira 103 (BOTU, UFAC, NY)
L.C. Ming 308 (BOTU, UFAC, NY)
INPA 348

SOLANACEAE

– *Physalis pubescens* L.
leg. L.A. Ferreira 122 (BOTU, UFAC, NY)

– *Brunfelsia grandiflora* D. Don
leg. L.C. Ming 303 (BOTU, UFAC, NY)

– *Solanum placitum* C. Monton
leg. L.A. Ferreira 138 (BOTU, UFAC, NY)

URTICACEAE

– *Laportea aestuans* (L.) Chew
leg. F. da Hora e S.B. da Silva 333 (NY)
B.V. Rabelo 3312 (NY)
INPA 22006
W.L. Ballee & B.G. Ribeiro 815 (NY)
L.A. Ferreira 114 (BOTU, UFAC, NY)

VERBENACEAE

– *Lantana camara* L.
leg. J.J. Pipoly 9.069 (NY)
J.C. Solomon 12.766 (NY)
A.L. Wodston 795 (NY)
L.C. Ming 384 (BOTU, UFAC, NY)

– *Lippia alba* (Mill.) N.E. Br.
leg. INPA 16311
C. Davidson 10.689 (NY)
NY 3281 (tipo)
L.A. Ferreira 106 (BOTU, UFAC, NY)
L.A. Ferreira 108 (BOTU, UFAC, NY)

– *Stachytharpheta cayennensis* (Richard) Vahl
leg. INPA 12.528
MO 23.087
L.A. Ferreira 144 (BOTU, UFAC, NY)

VOCHYSIACEAE

– *Qualea tessmanii* Mildbr.
leg. L.C. Ming 394 (BOTU, UFAC, NY)

CYATHEACEAE

– *Trichipteris procera* (Willd.) Tryon
leg. L.A. Ferreira 117 (BOTU, UFAC, NY)

ADIANTHACEAE

– *Adiantum latifolium* Lam.
leg. L.C. Ming 356 (BOTU, UFAC, NY)

POLYPODIACEAE

– *Phlebodium decumanum* (Willd.) J. Smith
leg. L.C. Ming 389 (BOTU, UFAC, NY)

II. Plantas mais citadas no tratamento de doenças e/ou sintomas

Doenças/sintomas	Plantas usadas
Gripe, resfriado, tosse, "catarrão", asma, bronquite	açaizeiro, açafroa, agrião, alfavaca, algodoeiro, alho, amor-crescido, açacu, assa-peixe, batata-de-purga, benguê, boldo, camará, carapanaúba, cebola-brava, chicória, cipó-escada, corama, copaíba, couve, cumarú-de-cheiro, gengibre, guaribinha, jataí, jatobá, laranjeira, limão, malvarisco, mangueira, mangiroba, mastruz, melão-de-são caetano, muçambê, poejo, quina-quina, sucuba, vassourinha.
Afecções de pele, "pereba", "erisipela", impingem, "curuba", "tumor"	alfavaca, andiroba, arruda, aninga, cajazeira, carapanaúba, caxinguba, cedro, carrapicho agulha, cipó-ambé, copaíba, cravo-de-defunto, embaúba, erva-de-jaboti, fumo, genipapo, goiabeira, guaribinha, lacre, malvarisco, mangiroba,

	pariri, pau-d'arco-roxo, paxiúba, pinhão--roxo, relógio, sangue-de-boi, tiririca, tomateiro, urtiga, valmoura, vassourinha
Dor de cabeça, febre	alevante, alfavaca, algodoeiro, anador, benguê, catinga-de-mulata, cipó-curimbó, cravo-de-defunto, gergelim, genipapo, graviola, joão-brandim, laranjeira, lima, mamona, mangiroba, marcela, melancia, melhoral, muçambê, pinhão-branco, pinhão-roxo, sabugueiro, sapé, tangerina, tipi, vick
Dor de fígado, baço, hepatite	abacateiro, aboboreira, amor-crescido, camapó, capeba, carapanaúba, castanheira, carrapicho-agulha, copaíba, erva-doce, graviola, joão-brandim, jucá, jurubeba, língua-de-vaca, losna, mamoeiro, melhoral, pariri, pau-d'arco-roxo, pinhão-roxo, rinchão, taboca, tiririca
Dor de barriga	aguano, alfavaca, anador, batata-de-purga, boldo, carmelitana, catinga-de-mulata, erva-doce, guaribinha, hortelã, mamoeiro, marupá, marupari, pariri, rinchão, sucuba, tachi-preto, trevo-roxo, unha-de-gato, vassourinha, vinagreira
Cortes, feridas, hemorragia cicatrização, "golpe",	Amor-crescido, banana-roxa, benedita, bonina, cajueiro, capeba, carrapicho-agulha, coco, corama, confrei, copaíba, crista-de--galo, goiabeira, jatobá, malvarisco, matapira, murmuru, ouricuri, pluma-da-mata, seringueira, tomateiro, urucum
Inflamações gerais	açaizeiro, açafroa, algodoeiro, amor-crescido, buchinha, capeba, cedro, corama, copaíba, couve, fumo, guaribinha, mangueira, mastruz, melão-de-são caetano, sapé, taboca, tomateiro, valmoura
Mal-estar, indigestão, problemas digestivos	Boldo, alecrim, canelão, carmelitana, catinga-de-mulata, cipó-cravo, cravo-de--defunto, cumarú-de-cheiro, erva-doce, laranjeira, mamoeiro, mangiroba, marupari, melhoral, pariri, pimenta longa, pinhão-branco, rubim, trevo-roxo
Malária	carapanaúba, cedro, carrapicho-agulha, graviola, joão-brandim, lima, mamoeiro, mangiroba, marcela, melão-de-são caetano, pariquina, quina-quina

Dor de dente	anador, breu-mescla, breu-vermelho, cansanção, caucho, couve, joão-brandim, mulungu, pinhão-branco, sapé, tatajuba
Calmante, pressão alta	alho, canelão, capim-santo, chicória, cidreira, graviola, hortelã, laranjeira, tangerina, vassourinha, maracujá
Picada de cobra	açaizeiro, araticum, chicória, cipó-ambé, jarina, mamão, manacá, pinhão-branco, surucuína
Dor nos rins, pedra nos rins, problemas para urinar	abacateiro, aguano, buchinha, melancia, milho, quebra-pedra, rinchão, sapé, vassourinha
Disenteria	cajueiro, castanheira, goiabeira, graviola, joão-brandim, maruparei, sapé, tachi-preto, unha-de-gato
Usos mágicos	aninga, alfavaca, cipó-curimbó, joão-brandim, pinhão-branco, pinhão-roxo, tipi, vassourinha
Reumatismo, dor de coluna	camará, cansanção, gengibre, jucá, matapira, óleo-elético, pau-d'arco-roxo, tipi
Picada de insetos e outros animais	cana, caucho, chicória, cipó-ambé, fumo, gengibre, jurubeba
Vermes	aboboreira, capeba, jaracatiá, mamoeiro, mastruz, melão-de-são caetano, pariri
Cólicas menstruais	aboboreira, arruda, benedita, castanheira, chicória, couve
Dor de ouvido	arruda, catinga-de-mulata, cravo-de-defunto, malvarisco, trevo-roxo, velame
Hemorroida	marupari, maxixe, milindro, quiabo, seringueira, unha-de-gato
Tétano	arruda, copaíba, graviola, paxiúba, pinhão-branco
Anemia, fraqueza	abacateiro, açaizeiro, catuaba, couve, pariri
Batidas, contusões	benguê, buchinha, copaíba, jucá, mastruz
Lavagem vaginal	cajazeira, cajueiro, mangueira, oriza, relógio
Dores no corpo	anador, catuaba, cipó-curimbó, jucá
Azia, gastrite	abacateiro, chicória, couve, orelha-de-anta
Problemas pós-parto	cacau, chicória, joão-mole

Tirar espinhos, estrepe	barba-de-leão, corama, tomateiro, manjo-gomes
Derrame, "ramo"	copaíba, gergelim, pinhão-branco
Purgante, laxante	gameleira, gergelim, mamona
Osso quebrado, fratura	jucá, mastruz, sucuba
Repelente de insetos	castanha-elétrica, catinga-de-mulata, chicória
Sarampo	açafroa, milho, sabugueiro
Dor nos olhos, cisco	alfavaca, inhuquília, vassourinha
Defumação de roupas e ambientes	breu-mescla, breu-vermelho
Berne, bicheira	caucho, copaíba
Diabete	copaíba, urtiga, pata-de-vaca
Problemas do coração	graviola, tangerina
Tuberculose	mastruz, urucum
Leishmaniose	mangueira, paxiúba
"Depurativo de sangue"	batata-de-purga
Problemas pré-parto	jarina
Anestésico	joão-brandim
Epilepsia	milindro
Desidratação	unha-de-gato

III. Lista das plantas, por ordem alfabética de nome popular

Nome popular	Nome científico	Família
Abacateiro	*Persea americana*	*Lauraceae*
Aboboreira/Jerimum	*Cucurbita pepo*	*Cucurbitaceae*
Açacu	*Hura creptans*	*Euphorbiaceae*
Açaizeiro	*Euterpe precatoria*	*Arecaceae*
Açafroa	*Curcuma longa*	*Zingiberaceae*
Agrião/Jambú	*Acmella cilliata*	*Asteraceae*
Aguano	*Swietenia macrophylla*	*Meliaceae*
Alecrim	*Rosmarinus officinalis*	*Lamiaceae*

Alevante	*Mentha* cf *citrata*	*Lamiaceae*
Alfavaca	*Ocimum campechianum*	*Lamiaceae*
Algodoeiro	*Gossypium barbadense*	*Malvaceae*
Alho	*Allium sativum*	*Liliaceae*
Amor-crescido	*Portulaca pilosa*	*Portulacaceae*
Anador	*Artemisia* cf *verlotorum*	*Asteraceae*
Andiroba	*Carapa guianensis*	*Meliaceae*
Aninga	*Dieffenbachia* spp	*Araceae*
Araticum	*Annona montana*	*Annonaceae*
Arruda	*Ruta graveolens*	*Rutaceae*
Assa-peixe	*Vernonia* cf *albifita*	*Asteraceae*
Banana-roxa	*Musa* spp	*Musaceae*
Barba-de-leão	*Trichipteris procera*	*Cyatheaceae*
Batata-de-purga/ Batatão	*Operculina hamiltonii*	*Convolvulaceae*
Benedita	*Zinnia elegans*	*Asteraceae*
Benguê/Panquilé	*Polygala acuminata*	*Polygalaceae*
Boldo/Elixir	*Vernonia condensata*	*Asteraceae*
Bonina	*Mirabilis jalapa*	*Nyctaginaceae*
Breu-mescla	*Protium rhynchophyllum*	*Burseraceae*
Breu-vermelho	*Tetragastris cerracicola*	*Burseraceae*
Buchinha/Cabacinha	*Luffa operculata*	*Cucurbitaceae*
Cacau	*Theobroma cacao*	*Sterculiaceae*
Cajazeira	*Spondas mombin*	*Anacardiaceae*
Cajueiro	*Anacardium occidentale*	*Anacardiaceae*
Camará	*Lantana camara*	*Verbenaceae*
Camapú	*Physalis pubescens*	*Solanaceae*
Cana	*Saccharum officinarum*	*Poaceae*
Canelão	*Aniba canelilla*	*Lauraceae*
Cansanção	*Urera* spp	*Urticaceae*
Capeba	*Pothomorphe peltata*	*Apiaceae*
Capim-santo	*Cymbopogon citratus*	*Poaceae*
Carapanaúba	*Aspidosperma vargasii*	*Apocynaceae*
Carmelitana	*Lippia alba*	*Verbenaceae*
Castanha-elétrica	*Thevethia peruviana*	*Apocynaceae*
Castanheira	*Bertholletia excelsa*	*Lecythidaceae*
Catinga-de-mulata	*Tanacetum vulgare*	*Asteraceae*
Catuaba	*Qualea tesmanii*	*Vochysiaceae*
Caucho	*Castilla ulei*	*Moraceae*
Caxinguba	*Ficus* spp	*Moraceae*
Cebola-brava	*Eucharis cyanaeosperma*	*Amaryllidaceae*
Cedro	*Cedrela odorata*	*Meliaceae*
Chicória	*Eryngium foetidum*	*Apiaceae*
Carrapicho-agulha	*Bidens pilosa*	*Asteraceae*
Cidreira	*Lippia alba*	*Verbenaceae*
Cipó-ambé	*Philodendron* spp	*Araceae*
Cipó-cravo	*Tynanthus* cf *fasciculatus*	*Bignoniaceae*
Cipó-curimbó	*Tanaecium nocturnum*	*Bignoniaceae*

Cipó-escada	*Bauhinia* spp	*Caesalpiniaceae*
Cipó-três quinas	*Smilax* spp	*Smilaceae*
Coco-da-Bahia	*Cocos nucifera*	*Arecaceae*
Corama	*Kalanchoe pinnata*	*Crassulaceae*
Confrei	*Symphytum officinale*	*Boraginaceae*
Copaíba	*Copaifera* cf *reticulata*	*Caesalpiniaceae*
Couve	*Brassica oleraceae* var. *acephala*	*Brassicaceae*
Cravo-de-defunto	*Tagetes patula*	*Asteraceae*
Crista-de-galo	*Celosia argentea*	*Amaranthaceae*
Cumarú-de-cheiro	*Torresea acreana*	*Meliaceae*
Embaúba	*Cecropia* cf *polystachya*	*Cecropiaceae*
Erva-de-jaboti	*Peperomia pellucida*	*Piperaceae*
Erva-doce	*Foeniculum vulgare*	*Apiaceae*
Fumo	*Nicotiana tabacum*	*Solanaceae*
Gameleira	*Ficus* spp	*Moraceae*
Gengibre	*Zingiber officinalis*	*Zingiberaceae*
Genipapo	*Genipa americana*	*Rubiaceae*
Gergelim	*Sesamum indicum*	*Pedaliaceae*
Goiabeira	*Psidium guajava*	*Myrtaceae*
Graviola	*Annona muricata*	*Annonaceae*
Guaribinha/Rabo de guariba	*Phlebodium decumanum*	*Polypodiaceae*
Hortelã	*Mentha x piperita*	*Lamiaceae*
Inhuquília	*Martinella obovata*	*Bignoniaceae*
Jacitara	*Desmoncus mitis*	*Arecaceae*
Jaracatiá/Mamuí	*Jacaratia digitata*	*Caricaceae*
Jarina	*Phytelephas macrocarpa*	*Arecaceae*
Jataí	*Hymenaea courbaril*	*Caesalpiniaceae*
Jatobá	*Hymenaea* cf *intermedia*	*Caesalpiniaceae*
João-mole	*Guapira* spp	*Nyctaginaceae*
João-Brandin	*Piper* spp	*Piperaceae*
Jucá	*Caesalpinia ferrea*	*Caesalpiniaceae*
Jurubeba	*Solanum* spp	*Solanaceae*
Lacre	*Vismia guianensis*	*Clusiaseae*
Laranjeira	*Citrus sinensis*	*Rutaceae*
Lima	*Citrus aurantifolia*	*Rutaceae*
Limão	*Citrus limon*	*Rutaceae*
Língua-de-vaca	*Elephantopus pseudelephantopus*	*Asteraceae*
Losna	*Artemisia absinthium*	*Asteraceae*
Malvarisco	*Coleus amboinicus*	*Lamiaceae*
Mamoeiro	*Carica papaya*	*Caricaceae*
Mamona	*Ricinus communis*	*Euphorbiaceae*
Mangiroba	*Senna occidentalis*	*Caesalpiniaceae*
Mangueira	*Mangifera indica*	*Anacardiaceae*
Manjogomes	*Talinum triangulare*	*Portulaceae*
	Talinum paniculatum	*Portulaceae*

Maracujá	*Passiflora edulis*	*Passifloraceae*
Marcela	*Egletes* spp	*Asteraceae*
Marupá	*Jacaranda copaia* subsp. *spectabilis*	*Bignoniaceae*
Marupari/Palmeirinha/ marupazinho	*Eleutherine bulbosa*	*Iridaceae*
Mastruz	*Chenopodium ambrosioides*	*Chenopodiaceae*
Matapira	*Galipea longiflora*	*Rutaceae*
Maxixe	*Cucumis anguria*	*Cucurbitaceae*
Melancia	*Citrullus lanatus*	*Cucurbitaceae*
Melão-de-São Caetano	*Momordica charantia*	*Cucurbitaceae*
Melhoral	*Coleus barbatus*	*Lamiaceae*
Milho	*Zea mays*	*Poaceae*
Milho-de-cobra	*Dracontium loretense*	*Araceae*
Milindro	*Asparagus* spp	*Liliaceae*
Muçambê	*Cleome spinosa*	*Capparidaceae*
Mulungu	*Astrocarium murumuru*	*Arecaceae*
Óleo-elético	*Piper callosum*	*Piperaceae*
Orelha-de-anta/ orelha-de-onça	*Costus scaber*	*Costaceae*
Oricuri	*Scheelia princeps*	*Arecaceae*
Oriza	*Pogostemon heyneanus*	*Lamiaceae*
Pariri	*Arrabideae chica*	*Bignoniaceae*
Pariquina	*Chomelia paniculata*	*Rubiaceae*
Pata-de-vaca	*Bauhinia* spp	*Caesalpiniaceae*
Pau-d'arco-roxo	*Tabebuia* spp	*Bignoniaceae*
Paxiúba	*Iriartea deltoidea*	*Arecaceae*
Pimenta-longa	*Piper* spp	*Piperaceae*
Pinhão-branco	*Jatropha curcas*	*Euphorbiaceae*
Pinhão-roxo	*Jatropha gossypifolia*	*Euphorbiaceae*
Pluma-da-mata/ Pluma-de-vaca	*Adiantum latifolium*	*Adiantaceae*
Poejo	*Mentha pulegium*	*Lamiaceae*
Quebra-pedra	*Phyllanthus* cf *niruri*	*Euphorbiaceae*
Quiabo	*Abelmoschus esculentus*	*Malvaceae*
Quina-quina	*Geissospermum sericeum*	*Apocynaceae*
Relógio	*Sida rhombifolia*	*Malvaceae*
Rinchão	*Stachytharpheta cayennensis*	*Verbenaceae*
Rubim	*Leonurus sibiricus*	*Lamiaceae*
Sabugueiro	*Sambucus mexicana*	*Caprifoliaceae*
	Sambucus australis	*Caprifoliaceae*
Sangue-de-boi	*Iryanthera juruensis*	*Myristicaceae*
Sapé	*Imperata brasiliensis*	*Poaceae*
Seringueira	*Hevea brasiliensis*	*Euphorbiaceae*
Sucuba	*Himatanthus sucuuba*	*Apocynaceae*
Surucuína	*Humirianthera* cf *ampla*	*Icacinaceae*
Taboca	*Guadua* spp	*Poaceae*

Tachi-preto	*Tachigali rusbyi*	*Fabaceae*
Tangerina	*Citrus reticulata*	*Rutaceae*
Tatajuba	*Maclura tinctoria*	*Moraceae*
Tipi	*Petiveria aliaceae*	*Phytoloccacea*
Tiririca	*Cyperus* spp	*Cyperaceae*
Tomateiro	*Lycopersicon esculentum*	*Solanaceae*
Trevo-roxo/ Hortelã-roxa	*Scutellaria agrestis*	*Lamiaceae*
Unha-de-gato	*Uncaria guianensis*	*Rubiaceae*
Urtiga	*Laportea aestuans*	*Urticaceae*
Urucum	*Bixa orellana*	*Biaceae*
Valmoura	*Hamelia patens*	*Rubiaceae*
Vassourinha	*Scoparia dulcis*	*Scrophulariaceae*
Velame	*Solanum placitum*	*Solanaceae*
Vick	*Faramea corymbosa*	*Rubiaceae*
	Mentha cf *arvensis*	*Lamiaceae*
Vinagreira	*Hibiscus sabdariffa*	*Malvaceae*

IV. Número de citações nas entrevistas, por espécie

Número de citações	Nome popular	Nome científico	Família
37	Copaíba	*Copaifera* cf *reticulata*	*Caesalpiniaceae*
34	Mastruz	*Chenopodium ambrosioides*	*Chenopodiaceae*
30	Quina-quina	*Geissospermum sericeum*	*Apocynaceae*
29	Anador	*Artemisia* cf *verlotorum*	*Asteraceae*
24	Carmelitana	*Lippia alba*	*Verbenaceae*
24	Jatobá	*Hymenaea* cf *intermedia*	*Caesalpiniaceae*
23	Cidreira/Erva--Cidreira	*Lippia alba*	*Verbenaceae*
22	Goiabeira	*Psidium guajava*	*Myrtaceae*
22	Mangiroba	*Cassia occidentalis*	*Caesalpiniaceae*
21	Cumarú-de--cheiro	*Torresea acreana*	*Fabaceae*
20	Boldo	*Vernonia condensata*	*Asteraceae*
20	Malvarisco	*Coleus amboinicus*	*Lamiaceae*
19	Pariri	*Arrabideae chica*	*Bignoniaceae*
19	Algodoeiro	*Gossypium barbadense*	*Malvaceae*
19	Agrião/Jambú	*Acmella ciliata*	*Asteraceae*

18	Araticum	*Annona muricata*	*Annonaceae*
17	Alfavaca	*Ocimum campechianum*	*Lamiaceae*
16	Laranjeira	*Citrus sinensis*	*Rutaceae*
16	Acaizeiro	*Euterpe precatoria*	*Arecaceae*
15	Vassourinha	*Scoparia dulcis*	*Scrophulariacea*
15	Hortelã	*Mentha* spp	*Lamiaceae*
14	Surucuína	*Humirianthera* cf *ampla*	*Iridaceae*
13	Jarina	*Phytelephas macrocarpa*	*Arecaceae*
13	Pinhão-branco	*Jatropha curcas*	*Euphorbiaceae*
13	Pinhão-roxo	*Jatropha gossypifolia*	*Euphorbiaceae*
12	Chicória	*Eryngium foetidum*	*Apiaceae*
11	Tatajuba	*Maclura tinctoria*	*Moraceae*
11	Castanheira	*Bertholethia excelsa*	*Lecythidaceae*
10	Mangueira	*Mangifera indica*	*Anacardiaceae*
10	Mamoeiro	*Caryca papaya*	*Carycaceae*
10	Capim-santo	*Cymbopogon citratus*	*Poaceae*
10	Amor-crescido	*Portulaca pilosa*	*Portulacaceae*
10	Sucuba	*Himatanthus sucuuba*	*Apocynaceae*
10	Jataí	*Hymenaea courbaril*	*Caesalpiniaceae*
10	Quebra-pedra	*Phyllanthus* cf *niruri*	*Euphorbiaceae*
9	Marupari/ Palmeirinha	*Eleutherine bulbosa*	*Iridaceae*
9	Tangerina	*Citrus reticulata*	*Rutaceae*
9	Sapé	*Imperata brasiliensis*	*Poaceae*
9	Rinchão	*Stachytharpheta cayennensis*	*Verbenaceae*
9	Catinga-de- -mulata Pluma	*Tanacetum vulgare*	*Asteracea*
9	Abacateiro	*Persea americana*	*Lauraceae*
9	Capeba	*Pothomorphe peltata*	*Apiaceae*
8	Carrapicho- -agulha	*Bidens pilosa*	*Asteraceae*
8	Gengibre	*Zingiber officinalis*	*Zingiberaceae*
8	Limão	*Citrus limon*	*Rutaceae*
8	Muçambé	*Cleome spinosa*	*Copparaceae*
8	Pluma-da-mata	*Adiantus latifolium*	*Adiantaceae*
8	Cajueiro	*Anacardium occidentale*	*Anacardicaceae*
7	Benguê/ panquité	*Polygala acuminata*	*Polygalaceae*
7	Cajazeira	*Spondias mombin*	*Anacardiaceae*

7	Canelão	*Aniba canelilla*	*Lauraceae*
7	Cedro	*Cedrela odorata*	*Meliaceae*
7	Corama	*Kalanchoe pinnata*	*Crassulaceae*
7	Cipó-ambé	*Philodendram* spp	*Araceae*
7	João-Brandim	*Piper* spp	*Piperaceae*
7	Jucá	*Caesalpinia ferrea*	*Caesalpinaceae*
7	Melão-de-São Caetano	*Momordica charantia*	*Cucurbitaceae*
6	Marupá	*Jacaranda copaia* subsp. *spectabilis*	*Bignoniaceae*
6	Erva-de-Jaboti	*Peperomia pellucida*	*Piperaceae*
6	Sabugueiro	*Sambucus australis* *Sambucus mexicana*	*Caprifoliaceae*
6	Assa-peixe	*Vernonia* cf *albifita*	*Asteraceae*
6	Carapanaúba	*Aspidosperma vargasii*	*Apocynaceae*
5	Cravo-de--defunto	*Tagetes patula*	*Asteraceae*
6	Gergelim	*Sesamum indicum*	*Pedaliaceae*
5	Lima	*Citrus aurantifolia*	*Rutaceae*
5	Milindro	*Asparagus* spp	*Liliaceae*
5	Orelha-de-onça/ Orelha-de-anta	*Costus scaber*	*Costaceae*
5	Relógio	*Sida rhombifolia*	*Malvaceae*
5	Taboca	*Guadua* spp	*Poaceae*
5	Couve	*Brassica oleraceae* var. *acephala*	*Brassicaceae*
5	Graviola	*Annona muricata*	*Annonaceae*
5	Hortelã-roxa/ Trevo-roxo	*Scutellaria agrestis*	*Lamiaceae*
4	Aboboreira	*Cucurbita pepo*	*Cucurbitaceae*
4	Pau-d'arco-roxo	*Tabebuia* spp	*Bignoniaceae*
4	Tachi-preto	*Tachigali rusbyi*	*Fabaceae*
4	Arruda	*Ruta graveolens*	*Rutaceae*
4	Tipi	*Petiveria aliaceae*	*Phytolacaceae*
3	Açafroa	*Curcuma longa*	*Zingiberaceae*
3	Batata-de--purga/Batatão	*Operculina hamiltonii*	*Convolvulaceae*
3	Cabacinha/ Buchinha	*Luffa operculata*	*Cucurbitaceae*
3	Catuaba	*Qualea tesmanii*	*Vochysiacea*
3	Cipó-unha-de--gato	*Uncalia guianensis*	*Rubiaceae*

3	Lacre	*Vismia guianensis*	*Clusiaceae*
3	Melhoral	*Coleus barbatus*	*Lamiaceae*
3	Milho-de-cobra	*Dracontium lorentense*	*Araceae*
3	Quiabo	*Abelmoschus esculentus*	*Malvaceae*
3	Tiririca	*Cyperus* spp	*Cyperaceae*
3	Urtiga	*Laportea aestraus*	*Urticaceae*
3	Urucum	*Bixa orellana*	*Bixaceae*
3	Camará	*Lantana camara*	*Verbenaceae*
3	Cacau	*Theobroma cacao*	*Sterculiaceae*
3	Fumo	*Nicotiana tabacum*	*Solanaceae*
3	Cansanção	*Urera* spp	*Urticaceae*
3	Banana-roxa	*Musa* spp	*Musaceae*
3	Seringueira	*Hevea brasiliensis*	*Euphorbiaceae*
3	Mamona	*Ricinus communis*	*Euphorbiaceae*
2	Alho	*Allium sativun*	*Alliaceae*
2	Aninga	*Dieffenbachia* spp	*Araceae*
2	Manjogomes	*Talinum triangulare* Talinum paniculatum	Portulacaceae *Portulaceae*
2	Inhuquília	*Martinella obovata*	*Bignoniaceae*
2	Vinagreira	*Hibiscus sabdarifa*	*Malvaceae*
2	tomateiro	*Lycopersicon esculentum*	*Solanaceae*
2	Rubim	*Leonurus sibiricus*	*Lamiaceae*
2	Marcela	*Egletes* spp	*Asteraceae*
2	Caucho	*Castilla ulei*	*Moraceae*
2	Embaúba	*Cecropia* cf *polystachya*	*Cecropiaceae*
2	Pariquina	*Chomelia paniculata*	*Rubiaceae*
2	Castanha-elétrica	*Thevetia peruviana*	*Apocynaceae*
2	Guaribinha	*Phlebodium decumanum*	*Polypodiaceae*
2	Genipapo	*Genipa americana*	*Rubiaceae*
2	Melancia	*Citrulus lanatus*	*Cucurbitaceae*
2	Jurubeba	*Solanum* spp	*Solanaceae*
2	Matapira	*Galipea longiflora*	*Rutaceae*
2	Milho	*Zea mays*	*Poaceae*
1	Barba-de-leão	*Trichipleris procera*	*Cyatheaceae*
1	Cana-de-açúcar	*Saccharum officinarum*	*Poaceae*
1	Cipó-3quinas	*Smilax* spp	*Smilacaceae*
1	Coco-da-Bahia	*Cocos nucifera*	*Arecaceae*
1	Gameleira	*Ficus* spp	*Moraceae*
1	João-mole	*Guapira* spp	*Nyctaginaceae*
1	Oriza	*Pogostemon heyneanus*	*Lamiaceae*

1	Oricuri	*Scheelia princeps*	*Arecaceae*
1	Pata-de-paca/ cipó-escada	*Bauhinia* spp	*Caesalpiniaceae*
1	Pimenta-longa	*Piper* spp	*Piperaceae*
1	Rabo-de-guariba	*Plebodium decumanum*	*Polypodiaceae*
1	Sangue-de-boi	*Iryanthera juruensis*	*Myristicaceae*
1	Jacitara	*Desmoncus mitis*	*Arecaceae*
1	Maracujá	*Passiflora edulis*	*Passifloraceae*
1	Manaca	*Brunfelsia grandiflora*	*Solonaceae*
1	Velame	*Solanum placitum*	*Solanaceae*
1	Açacu	*Hura creptans*	*Euphorbiaceae*
1	Alevante	*Mentha* cf *citrata*	*Lamiaceae*
1	Poejo	*Mentha pulegium*	*Lamiaceae*
1	Alecrim	*Rosmarinus officinalis*	*Lamiaceae*
1	Losna	*Artemisia absinthium*	*Asteraceae*
1	Maxixe	*Cucumis anguria*	*Cucurbitaceae*
1	Aguano	*Swietenia macrophylla*	*Meliaceae*
1	Cipó-cravo	*Tynanthus* cf *fasciculatus*	*Bignoniaceae*
1	Erva-doce	*Foeniculun vulgare*	*Apiaceae*
1	Confrei	*Symphythum officinale*	*Boraginaceae*
1	Vick	*Mentha* cf *arvensis*	*Lamiaceae*
1	Jaracatiá	*Jaracatia digitata*	*Caricaceae*
1	Andiroba	*Carapa guianensis*	*Meliaceae*
1	Cipó-curimbó	*Tanaecium nocturnum*	*Bignoniaceae*
1	Caxinguba	*Ficus* spp	*Moraceae*
1	Paxiúba	*Iriartea deltoidea*	*Arecaceae*
1	Breu-vermelho	*Tetragatris cerradicola*	*Burseraceae*
1	Língua-de-vaca	*Elephantopus pseudelephantopus*	*Asteraceae*
1	Benedita	*Zinnia elegans*	*Asteraceae*
1	Mulungu	*Erythrina* spp	*Fabaceae*
1	Murmuru	*Astrocaryum murumuru*	*Arecaceae*
1	Bonina	*Mirabilis jalapa*	*Nyctaginaceae*
1	Erva-Moura	*Hamelia patens*	*Rubiaceae*
1	Breu-mescla	*Protium rhyhchophyllum*	*Burseraceae*
1	Camapu	*Physalis pubescens*	*Solanaceae*
1	Cebola-brava	*Eucharis cyanoeosperma*	*Amaryllidaceae*
1	Crista-de-galo	*Celosia argentea*	*Amaranthaceae*
1	Óleo-elético	*Piper callosum*	*Piperaceae*

V. Relação das pessoas entrevistadas e local de residência

Abdon Barros de Lima, colocação Monteverde, Seringal Palmari.
Ademar Ferreira de Araújo, colocação Vista Alegre, Seringal Barra
Antônio Cândido da Silva, colocação Rio Branco, Seringal Nazaré
Antônio Meireles de Lima, colocação Perseverança, Seringal Nova Esperança
Antonio Zacarias Filho, colocação Cavalo Velho, Seringal Nazaré
Carmosina Altina de Assis, colocação 2 Irmãos, Seringal Porangaba
Clotilde Gomes da Silva, colocação Morada Nova, Seringal 2 Irmãos
Clóvis Gomes Nogueira, colocação Japão, Seringal Albrácia
Cosma Felinta do Nascimento, colocação Vinte, Seringal São João do Iracema
Delcide Amaro Santos, colocação Lembrança, Seringal Boa Vista
Edison Ribeiro de Melo, colocação Santa Maria, Seringal Boa Vista
Elias Dias de Souza, colocação República, Seringal 2 Irmãos
Evandro Pereira da Silva, colocação Bom Princípio, Seringal Floresta
Francisca Brito da Silva, colocação Seja Benvindo, Seringal Boa Vista
Francisco Nonato de Souza, colocação Inveja, Seringal Vila Nova
Francisco Pereira Gomes, colocação Cavalo Velho, Seringal Nazaré
Francisco Siqueira de Aquino, colocação Já Começa, Seringal 2 Irmãos
Guilherme Antônio de Lima, colocação Macambira, Seringal Floresta
Helena de Souza Freire, colocação Bosque, Seringal Barra
Irene Pereira da Silva, colocação Maloca, Seringal Floresta
Jerôncio Rodrigues da Silva, colocação Guariúba, Seringal Filipinas
Joana Ferreira Nobre, colocação Mata Fresca, Seringal Floresta
Joana Manaf da Silva, colocação Pachiubal, Seringal São Francisco do Iracema
Jonas Ferreira da Sila, colocação Vai Quem Quer, Seringal Boa Vista
João Ferreira da Silva, colocação Santa Maria, Seringal Porongaba
João Francisco de Souza, colocação Centrinho, Seringal Barra
José de Oliveira Coutinho, colocação Cubiu, Seringal Floresta
Júlio Augusto Leme, colocação Mineiro, Seringal Porto Franco
Lídia Roberto dos Santos, colocação Luz Brilhante, Seringal Boa Vista
Luiz Mateus de Souza, colocação Terra Alta, Seringal Barra
Maria Bezerra do Nascimento, colocação Japão, Seringal Independência

Maria Cordeiro do Nascimento, colocação Galho, Seringal Independência
Maria Gomes de Souza, colocação Cova da Onça, Seringal Sibéria
Maria Pereira de Araújo, colocação Massapê, Seringal Nova Esperança
Marina Teles, colocação Pimenteira, Seringal Boa Vista
Martinha de Almeida Pinto, colocação Volta do Dragão, Seringal Independência
Maurícia Bezerra da Silva, colocação Primavera, Seringal São Francisco do Iracema
Neusa Leme de Oliveira, colocação Mineira, Seringal Porto Franco
Neusa Ramos de Melo, colocação São Cristovão, Seringal Nova Esperança
Paulo Gaudêncio, colocação Semitumba, Seringal Sibéria
Pedro Roque de Lima, colocação Miguel Doido, Seringal Albrácia
Raimundo Chagas Feitosa, colocação Maloca, Seringal Nazaré
Raimundo Nonato de Lima, colocação Maloca, Seringal Floresta
Raimundo Nonato Lopes, colocação Ladeira, Seringal Sibéria
Raimundo Nonato Pereira da Silva, colocação Bom Princípio2, Seringal Floresta
Raimundo Souza dos Santos, colocação São Francisco, Seringal Porvir Novo
Regina D'anta de Aquino, colocação Montevideo, Seringal 2 Irmãos
Sebastião Bezerra Moura, colocação São Bráz, Seringal Boa Vista
Sebastião Diogo de Lima, colocação Gafanhoto, Seringal Floresta
Sebastião Ribeiro da Silva, colocação Guarani, Seringal Boa Vista
Umbelina Sales da Costa, colocação São Francisco, Seringal Albrácia
Valtino Celestino da Silva, colocação Açaizal, Seringal Independência
Virgílio Padilha dos Santos, colocação Nova Olinda, Seringal Independência

VI. Nomes dos seringais da Reserva Extrativista Chico Mendes

1. Albrácia
2. Pontal das Filipinas
3. Reunidas Filipinas
4. Nova Esperança
5. Nova Esperança
6. Santa Fé
7. Santa Rosa de Lima
8. Porvir Novo
9. Porvir Velho
10. Mário Gaia
11. Santa Maria – Rubicon
12. Moreno
13. Carmem
14. Porvir
15. Porangaba II
16. Porangaba

17. Reunidas Filipinas
18. Nazaré
19. Venezuela
20. Várzea Alegre
21. Vila Nova – Santa Flora – Amel
22. Área sem registro
23. Bonfim
24. São João do Iracema
25. Palmari
26. Palmarizinho
27. Alvorada
28. Independência
29. Santa Angélica
30. Santa Bárbara
31. Santa Cecília
32. São Francisco do Iracema
33. União São Francisco do Iracema
34. Belo Horizonte
35. Porto Franco
36. Joaquim Francisco de Lima
37. Remanso
38. Ana Cláudia
39. Barra
40. Floresta
41. Tupinambá
42. Sibéria
43. Vista Alegre
44. Santa Rita do Tupá
45. São Pedro
46. Santa Rita
47. Três Meninas
48. Não identificado
49. São Joaquim
50. São Cristovão
51. Fronteira
52. Curitiba
53. Arari
54. Santa Lúcia
55. Triunfo
56. São José
57. Vale Quem Tem
58. São Salvador
59. Pacuara
60. Apodi
61. São João
62. Nova Olinda
63. Canamary
64. sem registro
65. Tabatinga/Sant'Ana
66. Amapá
67. Petropólis
68. Área do Incra
69. Comendador
70. Paraguaçú
71. São Francisco
72. Guanabara
73. Princesa
74. Marinópolis
75. Pindamonhangaba
76. Sai Cinza
77. Lua Cheia
78. Boa Vista
79. Ás do Ouro

SOBRE O LIVRO

Formato: 12 x 21 cm
Mancha: 20,4 x 42,5 paicas
Tipologia: Horley Old Style 10,5/14
Papel: Offset 75 g/m² (miolo)
Cartão Supremo 250 g/m² (capa)
1ª edição: 2006

EQUIPE DE REALIZAÇÃO

Coordenação Geral
Marcos Keith Takahashi

Atualização Ortográfica
Oitava Rima Prod. Editorial

Editoração Eletrônica
Oitava Rima Prod. Editorial